Schmerz

und

Temperaturempfindung.

Von

Prof. Dr. **Z. Oppenheimer**
in Heidelberg.

Berlin.
Druck und Verlag von Georg Reimer.
1893.

Schmerz

und

Temperaturempfindung.

Von

Prof. Dr. **Z. Oppenheimer**
in Heidelberg.

Berlin.
Druck und Verlag von Georg Reimer.
1893.

Seinem hochverehrten Lehrer und Freunde

Herrn Geheimrath Prof. Dr. C. E. Hasse

zur Feier

der 60jährigen Wiederkehr seines Doctorats

gewidmet

vom Verfasser.

I. Schmerz.

Die grosse Bedeutung, welche der Schmerz für das subjective Befinden des Kranken und den Verlauf der Erkrankungen besitzt, die Wichtigkeit desselben für die Diagnose und die Therapie hat von jeher zu Untersuchungen über das Wesen desselben angeregt und an Versuchen die Frage zu lösen, worin eigentlich das Wesen und die nächste Ursache der im Bewusstsein als Schmerz sich kundgebenden Erscheinung bestehe, hat es nie gefehlt. Eine Aufzählung dieser Versuche würde ein von einem beschränkten Standpunkt aus gesehenes Bild der ganzen historischen Entwicklung der Medicin geben und uns zugleich belehren, dass man mittelst Speculation und mittelst einseitiger Ausarbeitung der medicinischen Systeme der Lösung der Frage keinen Schritt näher gekommen ist. Erst in den letzten 50 Jahren hat man sich mehr als früher auf den Boden der Erfahrung gestellt und mit Hilfe einzelner empirischer Thatsachen ein Verständniss der Schmerzvorgänge zu erreichen gesucht.

Zwei Ansichten stehen sich jetzt gegenüber. Die Einen gingen von der Erfahrung aus, dass Schmerz häufig bei Einwirkung intensiver Reize auf die Organe der Sinnesthätigkeit entsteht und schlossen daraus, dass er nicht einer bestimmten Art der Empfindung, sondern nur einem bestimmten Grad derselben inhärire und dass desshalb derselbe Nerv, der die Sinnesempfindung vermittelt, auch den Schmerz erregenden Reiz zum Bewusstsein bringt. Da aber doch der Unterschied zwischen Sinnesempfindung und Schmerz zu gross ist, meinten sie, dass letzterer ein Gemeingefühl sei, das sich von der Empfindung nur dem Grad nach unterscheide. Leider kommen wir mit der Einführung des Begriffs des Gemeingefühls nicht viel weiter als zuvor, denn streng genommen, kann man nur von einem einzigen Gemeingefühl sprechen, das sich nach der Meinung Weber's aus einer grossen Anzahl von Gefühlen, dem Gefühl des Athembedürfnisses, des Hungers und Durstes, den Bewegungs- und Innervationsempfindungen und noch einigen andern zusammensetze und sich als subjectives Befinden des Körpers kennzeichne. Wollte man, wie es von einigen Seiten geschah, unter Gemeingefühlen die angenehmen und unangenehmen Empfindungen in unseren mit Gefühl ausgestatteten Körpertheilen verstehen, die sich in ihrer Eigenartigkeit weder beschreiben noch vergleichen lassen, so würde die Schwierigkeit des Verständnisses noch grösser, weil damit ein rein psychologischer Vorgang hereingezogen würde, dessen Zusammenhang mit den Sinnesempfindungen bis jetzt undeutlich und fraglich ist.

Aber auch die Annahme, dass der Schmerz eine übermässig grosse Leistung eines Sinnesnerven sei, hat keine Berechtigung, weil Erfahrungen dafür geltend gemacht werden können, dass qualitative Verschiedenheiten zwischen ihm und der Sinnesempfindung bestehen. Man braucht hier nur auf die Verschiedenheiten in demjenigen Sinnesorgan hinzuweisen, dessen Empfindung man am häufigsten mit dem Schmerz verglichen hat. Tastempfindungen kommen bei entzündlicher Hautaffection in Verbindung mit Schmerz an derselben Hautstelle und zur gleichen Zeit vor. Diese Doppelempfindung setzt das Vorhandensein zweier getrennten Nervenfasern voraus, weil ein und dieselbe Nervenfaser unter allen Umständen nur eine einfache Empfindung auf einmal leiten kann. Bei Chloroformnarkose wird die Schmerzleitung aufgehoben, während die Tastempfindung erhalten sein kann.

Es wäre unverständlich, dass die Reizempfänglichkeit für schwache Reize bestehen bleibt und die für starke aufgehoben wird. Durch subcutane Einspritzung von Saponin wird umgekehrt eine taktile Empfindungslosigkeit erzeugt und die Schmerzempfindung bleibt bestehen. Das Ermüdungsgefühl und der Ermüdungsschmerz geht nicht verloren, wenn auch die Hautnerven, die den betroffenen Muskel mit sensibeln Fasern versehen sollen, vollständig gelähmt sind. Schon die Möglichkeit, diese Erfahrungen, denen man mit Leichtigkeit noch andere, auch aus dem Gebiete der anderen Sinnesthätigkeiten entnommene anreihen könnte, mit solcher Deutlichkeit zu machen, spricht für die verschiedene Qualität beider Empfindungen und das gleichzeitige Vorkommen von Doppelempfindungen beweist mit aller Entschiedenheit, dass die Reizung eines Sinnesnerven das Entstehen des Schmerzes nicht erklären kann.

Diese Erfahrungen gaben Veranlassung zur Aufstellung einer zweiten Hypothese. Man musste anerkennen, dass neben den sensoriellen Nerven noch eine zweite Art von Nerven vorkomme, die man als sensible im engern Sinne bezeichnete. Sie sollen in den Gefühlsnervenstämmen mit den taktilen Nervenfasern vereinigt liegen und die Eigenschaft besitzen, auf relativ starke Reize schmerzhafte Empfindungen zu vermitteln. In Betreff der andern Sinnesnerven finden sich keine Angaben über die Vermischung von sensoriellen und sensibeln Fasern in demselben Stamm. Es wird auch bei ihnen nicht die Vermuthung ausgesprochen, dass sie besondere sensible Fasern führen, welche besondere Nervenendapparate besitzen und im Gehirn gesonderte Perceptionscentra haben sollen, wie die mit den Tastnerven verbundenen Fasern. Von andrer Seite wurden diese Nerven, deren Endapparat, deren Verlauf und deren Centrum unbekannt ist als Schmerznerven bezeichnet, denen die Fähigkeit, Leistungen andrer Art hervorzubringen, abgehe. Es bleibt aber dabei dunkel, wie das Verhalten dieser sensibeln Nerven gegenüber schwachen Reizen beschaffen ist und unaufgeklärt bleibt, wie starke Reize, auf die

Haut angebracht, wo sich taktile und sensible Nerven ausbreiten, keine Tastempfindung sondern nur Schmerz verursachen, man müsste dann der Versicherung glauben, dass sie durch Ueberreizung die normalen taktilen Empfindungen stören und dadurch der Schmerz entstehe.

In der Form, wie sie bis jetzt ausgesprochen worden ist, hat deshalb die Annahme von sensibeln oder Schmerznerven keine Berechtigung. Es fehlen ihr die Erfordernisse, die zu jeder wissenschaftlichen physiologischen Hypothese nothwendig sind, der Nachweis einer anatomischen Grundlage oder wenigstens der Nachweis der physiologischen Bedeutung der vermutheten Nerven und der Beziehung ihrer Function zu der pathologischen Erscheinung des Schmerzes. Auf dem Wege, den man bisher eingeschlagen hatte, konnte auch die Aufgabe nicht gelöst werden, weil man den Vorgängen bei der Entstehung der Schmerzgefühle zu wenig Aufmerksamkeit schenkte, und das Vorhandensein von sensibeln Nerven nur durch eine Abstraction erschloss.

Es schien mir nun nützlich zu sein, von diesen angeführten abstrahirten Meinungen ganz abzusehen und zu untersuchen, wie die Wirkung der schmerzerregenden Einflüsse beschaffen ist, welche Theile des Organismus dadurch betroffen werden, mit welchen Nerven diese Theile zusammenhängen und in welcher Beziehung zu dem Centralnervensystem diese Nerven stehen. Es ist dies dieselbe Methode, die von den Physiologen bei der Untersuchung der Sinnesempfindungen im Allgemeinen eingehalten wurde und nur dieser Weg verspricht ein Ergebniss, das wenigstens den Namen einer Theorie verdient. Wie weit das vorliegende Erfahrungsmaterial ausreicht, um diese Theorie zu begründen, wird sich aus dem Gang dieser Untersuchung ergeben. Es wird sich dabei allerdings herausstellen, dass unsere neurologischen Kenntnisse noch nicht so weit vorgeschritten sind, alle hier einschlägigen Fragen mit aller Bestimmtheit zu beantworten, aber doch so weit, dass der Versuch als nicht zu gewagt erscheint.

1. Um zunächst die Schmerzursache kennen zu lernen, hielt ich es für geboten, zwischen den zwei Ansichten, die darüber im Laufe der Zeit von den Aerzten geäussert wurden, Stellung zu nehmen. Die eine geht von der Annahme aus, dass Schmerz entsteht, wenn ein Reiz absolut oder relativ zu der Erregbarkeit des Empfindungsapparats eine gewisse Grenze übersteigt. Die andere betrachtet den Schmerz als eine Organempfindung, als die Folge einer Veränderung unsres eignen Leibes. Beide Ansichten mögen im Allgemeinen richtig sein, aber gerade weil sie so allgemein gehalten sind, geben sie Veranlassung zu Missverständnissen und machen es unmöglich, eine klare Vorstellung über den schmerzerregenden Einfluss sich zu bilden. Bei der ersten Annahme ist nur so viel klar, dass eine gewisse Intensität des Reizes zur Entstehung der Empfindung nöthig ist. Wie gross aber diese Intensität sein muss, wo die untere Grenze derselben nach absolutem Kräftemaass oder nach dem relativen Maassstab ihrer Wirkungen gemessen liegt, wird dadurch nicht ausgedrückt. Man kommt natürlich auch nicht über diese Schwierigkeit hinweg, wenn man als veränderliche Grösse den Begriff der Erregbarkeit in die Definition einführt: denn die Erregbarkeit ist eben nur die Umschreibung einer Erscheinung, die wir anerkennen müssen, von der wir aber nicht sagen können, wodurch sie bedingt ist, ob durch centrale Ursachen oder durch Zustände an der Peripherie, die zwischen der normalen Irritabilität und den schmerzerregenden Vorgängen in der Mitte liegen.

Die Definition enthält ausserdem keine Angabe darüber, was man unter Empfindungsapparat zu verstehen habe. Begreift man darunter die bekannten Nervenendapparate an den Sinnesorganen, so bleibt es unverständlich, wie der Schmerz an solchen Organen entsteht, die nicht mit einem solchen Apparat ausgestattet sind. Versteht man darunter nur die feinsten Nervenfasern und Endigungen, so wird es unmöglich, den Schmerz in den Sinnesorganen zu erklären, da doch wie bestimmt nachgewiesen, die Sinnesnerven durch den specifischen Reiz nicht direct getroffen werden, sondern ihre Erregung durch eine Reizung der Empfindungsapparate erhalten.

Man sieht, dass diese Hypothese, die nur auf die Nerven Bezug nimmt und alle andern Organtheile unberücksichtigt lässt, der zudem jede empirische Begründung fehlt und kaum mehr als eine Behauptung ist, zur Erklärung der Schmerzursache wenig tauglich ist. Mehr Aussicht bietet die zweite angeführte Annahme, dass die Schmerzursache eine Veränderung des Körpers sei. Sie ist jedenfalls besser begründet. Schon die einfache Thatsache, dass der Schmerz wesentlich ein pathologisches Symptom ist, musste auf diese Erklärung hinlenken. Sie ist aber, wie schon bemerkt, zu allgemein gefasst, indem sie nicht erkennen lässt, worin der Unterschied liegt zwischen den Veränderungen, die Schmerz bereiten und denen die bei den Vorgängen des normalen Stoffwechsels auftreten. Wenn die Hypothese einen Werth haben soll, so muss untersucht werden, welcher Art und welcher Grösse diese Veränderung ist und in welchen Gewebstheilen sie sich abspielt.

Dazu eignen sich vor Allen die Erscheinungen, die man bei der physiologischen Thätigkeit der Muskeln beobachtet hat. Bekanntlich entwickeln sich dabei aus der Muskelsubstanz eine Anzahl von Umsetzungsproducten und eine Aenderung der chemischen Mischung des Muskels selbst, dessen Glycogengehalt abnimmt und dessen Extractivstoffe und dessen Säuregehalt zugenommen haben. Bei nicht zu starker Thätigkeit können in kurzer Zeit die Umsetzungsproducte durch den Blutstrom resorbirt und die normalen Mischungsverhältnisse wiederhergestellt werden. Ist aber durch zu starke oder durch zu anhaltende Muskelcontraction Gelegenheit zu Bildung einer grossen Menge jener Producte gegeben, können diese sich ansammeln und verzögert sich die Restitution, so entsteht das Gefühl der Ermüdung, das sich ganz allmählich bis zum Schmerz steigert. Dieses ist darnach die Folge einer chemischen Veränderung der Muskelsubstanz, die nicht ihrer Art nach von der Norm verschieden ist, aber ihrer

Grösse nach sich von den Veränderungen unterscheidet, welche der Muskel bei einer mittleren Leistung erfährt. Man könnte daran denken, dass der Schmerz nicht von den veränderten chemischen Eigenschaften des Muskels abhängig sei, sondern durch den Druck zu Stande käme, denen die intramuskulären sensibeln Nerven während der Thätigkeit ausgesetzt sind. Aber der Schmerz ist gar nicht am heftigsten, während der Muskel thätig ist, sondern zu der Zeit, wo die Arbeitsleistung durch die Ermüdung herabgesetzt ist und sehr häufig dann, wenn die Ermüdung schon zur vollständigen Ruhe gezwungen hat, ein Druck gar nicht mehr stattfinden kann. Auch beim sogenannten Wadenkrampf ist der Schmerz nicht von vornherein vorhanden, sondern folgt einem allerdings sehr intensiven Muskelgefühl und überdauert den Krampf noch einige Zeit, wo also kein Druck mehr stattfindet.

Es sind dann weiter die entzündlichen Vorgänge hier anzuführen, bei denen die Schmerzen so gewöhnlich sind, dass man geneigt ist, überall wo sie auftreten, nach dem Sitz der Entzündung sich umzusehen. Man betrachtet ihn als eines der Cardinalsymptome der Entzündung und in den Lehrbüchern der allgemeinen Pathologie findet sich die Angabe, dass er aus einer Reizung der localen nervösen Apparate oder aus einer Steigerung der Reizbarkeit derselben herzuleiten sei. Dass der nervöse Apparat zum Zweck der Wahrnehmung der Schmerzempfindung gereizt sein muss, ist selbstverständlich. Was ist aber der Reiz? Ohne in die Streitfrage über das Wesen und die Ursache der Entzündung eintreten zu wollen, wird man wohl behaupten dürfen, dass gleichgiltig ob man von den Nerven oder den Gefässen die Entzündung ausgehen lässt, die grossartigsten Ernährungsstörungen in dem entzündeten Gewebe selbst vorhanden sind. Wenn sie in diesen Fällen secundärer Art sind, so giebt es doch auch primäre, die ihrerseits Veranlassung von nervösen und vasculären Störungen werden. In den von der Norm abweichenden chemischen Veränderungen des localen Gewebes sehen auch die Pathologen die Bedingung für die dauernde Gefässstörung und für die Fortdauer der Nervenerregung über die Zeit, in der der Entzündungsreiz eingewirkt hat. Es entspricht auch vollständig den Erfahrungen der allgemeinen Nervenphysiologie, dass im Anfang des entzündlichen Vorgangs, wo die normale Mischung der Zellenbestandtheile durch den Entzündungsreiz die grösste Aenderung erfährt, die Schmerzhaftigkeit am heftigsten ist, dass sie bei eingetretener Schwellung trotz des grössern Drucks, den das Exsudat auf die Nerven ausübt, abnimmt, da die Schwankungen in dem chemischen Verhalten weniger gross sind und dass jede neu hinzutretende Gewebsstörung, mag sie durch rasche Aenderung der Beschaffenheit des Exsudats oder durch äussere Veranlassung zu Stande kommen, den Schmerz von Neuem steigert. Es ist ferner ganz in Uebereinstimmung mit dem Gesetz, dass die Erregung der Nerven durch die Aenderungen der Reizgrösse von einem Augenblick zum andern erfolgt, wenn in allen entzündlichen Vorgängen, die sehr chronisch verlaufen oder bei degenerativen Prozessen, wo das Gewebe eine langsame aber vollständige Umänderung seiner chemischen Zusammensetzung erleidet, der Schmerz ganz fehlt. Ebenso verlaufen Neubildungen, die zwischen den Gewebselementen sich entwickeln, auch wenn sie eine beträchtliche Grösse erlangen und einen grossen Druck auf die benachbarten Gewebe ausüben, sehr häufig schmerzlos.

Die Erfahrungen am Muskel und an entzündlichen Geweben erhalten eine Bestätigung in den Erscheinungen, welche durch die experimentelle Anwendung von chemischen Agentien hervorgebracht werden. Dieselben verursachen, gleichgültig ob man sie auf einen Nervenstamm oder auf das Körpergewebe anbringt, eine continuirliche Schmerzempfindung. Diese Thatsache wird von Niemand in Abrede gestellt, die Erklärung derselben hat bis jetzt die grössten Schwierigkeiten gemacht. Denn indem man bestrebt war, den Schmerz aus einer directen chemischen Reizung des Nerven abzuleiten, konnte es nicht entgehen, dass die continuirliche Schmerzempfindung, sowie auch der Tetanus den man bei chemischer Reizung eines gemischten Nervenstamms beobachtete, nicht in Einklang zu bringen ist mit den Erfahrungen, die man bei elektrischer und mechanischer Reizung der Nerven macht. Es war unerklärlich, dass der Reizerfolg trotz der continuirlichen Einwirkung des chemischen Reizmittels einen discontinuirlichen Charakter habe und der Erregung ähnlich sei, die sich aus den mit gewisser Geschwindigkeit erfolgenden Schwankungen des erregenden Agens herausbildet. Wie mir scheint, lässt sich jedoch der chemische Reiz nicht einfach mit dem elektrischen und mechanischen vergleichen. Bei Anwendung dieser überträgt sich der elektrische Strom oder der mechanische Stoss auf den Nerven, der in seiner Weise darauf reagirt; das die Nerven umgebende Gewebe erfährt, wenn die Kraft der Einwirkung nicht gar zu gross ist, keine andere Veränderung als dass die elektrischen Eigenschaften oder die Lage desselben modifizirt werden. Der chemische Reiz hingegen wirkt auf Nerv und Gewebe zugleich und selbst in dem Fall, dass man einen Nervenstamm allein zum Versuch benützt, hat man immer, da die Isolirung einer einzelnen Nervenfaser nicht möglich ist, noch immer Gewebselemente in reichlichem Maasse getroffen, weil der Nervenstamm ein Gewebe darstellt, das ausser den motorischen und sensibeln Fasern, Fibrillenscheiden, Perineurium, Epineurium zahlreiche Blutgefässe und Gefässnerven enthält. Wir können deshalb bei Anwendung eines chemischen Reizes nicht bestimmen, welchen Antheil an der Erzeugung einer Empfindung die Reizung des Gewebes und die des Nerven hat. Aber wenn man die Veränderung des Gewebes zugeben muss, dann kann man sie um so weniger übersehen, weil es dadurch leicht wird, die continuirliche Empfindung zu erklären. Die chemische Veränderung, wenn sie nicht bis zur vollständigen Ertödtung des Gewebes und zur Anästhesie geführt hat, bleibt eben nicht stationär, sie wird theils durch die Circulation wieder ausgeglichen, theils entstehen durch Diffusion des chemischen Mittels in dem benachbarten Gewebe neue Reize, die die Erregung der centripetalen Nerven unterhalten.

Man darf wohl hier die Hypothese anreihen, die man sich über die Wirkungsweise des Cocains gebildet hat. Anfänglich hat man sich vorgestellt, dass die letzten Endigungen der sensibeln Nerven dadurch gelähmt würden und hat das Mittel als sensitives Curarin bezeichnet. Später hat man jedoch beobachtet, dass auch andre Nerven, ächt motorische Fasern, wie der Phrenicus (Kochs, Alma, Mosso) Nervenzellen (Tumas, Adduco) auch quergestreifte und glatte Muskeln (Mosso, Albertoni) durch das Mittel gelähmt werden, wenn es nur in hinreichender Concentration mit diesen Gebilden in Berührung kommt. Ferner hat man eine anästhesirende Wirkung bei Schwämmen, Infusorien, Flimmerhaaren und Spermatozoen, auch an Hefepilzen beobachtet. Alle diese Erfahrungen veranlassten Danilovski (Pflüg. Arch. Bd. 51 450) der seine Untersuchungen an wirbellosen Thieren, theils am ganzen Thier, theils an abgetrennten Theilen desselben anstellte, das Cocain als ein allgemeines Protoplasmagift zu erklären, es als ein wirkliches Anaestheticum für alle Thierformen anzusehen. Es wäre vermessen, wenn man über den ursächlichen Zusammenhang zwischen der Aenderung des Protoplasmas und der Anästhesie eine Meinung äussern wollte, so lange wir über die Kräfte Nichts wissen, welche dem Conglomerat der verschiedensten Substanzen die Eigenschaft des Protoplasmas ertheilen. Es kam mir nur darauf an, eine Hypothese mitzutheilen, die auf anderm Gebiete erschlossen wurde und ein Licht auf die Beziehung zwischen Protoplasma und Sensibilität wirft.

Es fragt sich nun, ob die Annahme, dass die übermässig grosse chemische Veränderung der Ausgangspunkt der Schmerzempfindung sei, sich auch an den Sinnesorganen aufrecht erhalten lässt.

Bei den Sinnen, deren Endapparat zur Aufnahme chemischer Einwirkungen eingerichtet ist, bei dem Geschmack und Geruch kann man nicht entscheiden, ob der Schmerz, der bei starker

Concentration des adäquaten Reizes auftritt, allein durch die chemische Reizung der Geschmacksbecher und Riechzellen entstanden ist oder durch gleichzeitige Reizung der Schleimhaut, in welcher die spezifischen Endorgane eingebettet sind. Sind doch schon die gewöhnlichen Geschmacksqualitäten keine wahren Producte des specifischen Sinnes, sondern Gemische aus Tastempfindungen, Gemeingefühlen, Geruchs- und Geschmackseindrücken, und ebenso verhält es sich beim Geruch.

Mit grösserer Zuversicht hat man sich über den Blendungsschmerz ausgesprochen und denselben als eine Folge der übermässig grossen Reizung des Opticus erklärt. Allein der optische Reiz wirkt bekanntlich gar nicht auf die Ganglien und Fasern des Opticus in der Retina, sondern verursacht, wie jetzt allgemein angenommen wird, einen photochemischen Vorgang in den Zapfen und Stäbchen. So lange dieser Vorgang eine gewisse Grenze nicht überschreitet, werden dadurch die mit ihnen zusammenhängenden feinsten Endigungen des Opticus erregt. Wird aber diese Grenze überschritten, ist die chemische Umänderung der Zapfen und Stäbchen und der nächstliegenden Pigmentschicht eine zu grosse geworden, so bleibt die Erregung der Opticusfasern ganz aus und es entsteht Blendungsschmerz, eine Ermüdungserscheinung wie bei dem Muskel. Wie wenig man Ursache hatte, diese Empfindung durch den Opticus leiten zu lassen, erhellt aus der Erfahrung, die man bei Atrophie des Sehnerven zuweilen gemacht hat. Trotz der Aufhebung jeder Lichtempfindung machte in diesen Fällen ein sehr starker Lichtreiz das Gefühl von Schmerz. Es ist hier nicht der Platz, das Nähere über die Leitungsbahnen dieses Schmerzgefühls auseinander zu setzen; es sollte nur darauf aufmerksam gemacht werden, dass der optische Reiz eine chemische Veränderung gewisser Gewebselemente herbeiführt.

Eine vollständig gleiche Erklärung hat in neuester Zeit die Entstehung des Hautschmerzes durch Sonnenbrand erfahren. Hammer (Ueber den Einfluss des Lichts auf die Haut 1891) hat nachgewiesen, dass die Wärmestrahlen ohne Bedeutung für das Auftreten der schmerzhaften Hautentzündung bei Sonnenwirkung ist, dass aber gerade die chemischen Strahlen des Spectrums es sind, die diese unangenehme Wirkung hervorbringen. Ebenso soll das elektrische Licht vermöge seines hohen Gehalts an ultravioletten Strahlen stark erregend auf die Haut wirken.

Was die andern Reize betrifft, die auf die Haut einwirken können, so kann man wohl mit aller Bestimmtheit behaupten, dass der thermische Reiz in allen Fällen wo Schmerz entsteht, eine chemische Umänderung des Protoplasmas erzeugt. Denn schmerzhaft wird eine Wärme erst bei über 48 ^{0} oder unter 10 ^{0} d. h. bei einer Temperatur, wo das Protoplasma eine Aenderung seiner Eigenschaften erfährt. Weber hat angegeben, dass der Grad von Wärme oder Kälte, welche auf die Haut wirken muss, um bis zum Schmerz sich steigernde Gemeingefühle hervorzubringen, derselbe ist, welcher die Nerven in ihrem Leitungsvermögen beeinträchtigt. Da aber zur Perception des Schmerzes eine Leitung nothwendig ist, so ist die Annahme viel wahrscheinlicher, dass bevor das Leitungsvermögen in den Nerven beschränkt oder aufgehoben ist, in Folge der excessiven Wärme eine Modification des Protoplasmas in dem Gewebe zu Stande kommt, die als Erregung der nicht veränderten Nerven dem Bewusstsein sich mittheilt. Würde man sich die chemische Veränderung gleichzeitig und in gleicher Intensität auf Nerven und Gewebszellen wirksam denken, so müsste nicht Schmerz, sondern Anästhesie die häufigste Erscheinung sein.

Die elektrischen Reizwirkungen sind verschieden, je nachdem man den constanten oder inducirten Strom anwendet. Beim constanten Strom entwickelt sich der Schmerz mit der Dauer seiner Wirkung und erreicht allmählich, wenn der Strom überhaupt stark genug ist, sehr hohe Grade. Es verdient besonders erwähnt zu werden, dass dies auch der Fall ist, wenn der Reiz ein continuirlicher bleibt und keine Schwankungen der Intensität sich zeigen. Allgemein betrachtet man diese Erscheinung als eine elektrolytische, wobei man ebenso wie bei dem thermischen Reiz zu ermitteln hat, ob die chemische Veränderung in den Nerven oder in den Geweben die bedeutendere ist. Nach Analogie mit den Erscheinungen am motorischen Nerven, müsste man, wenn der Nerv allein in Betracht käme, das Entstehen einer Empfindung nur bei Schliessung oder Oeffnung des Stromes erwarten. Das allmälige Entstehen und Anwachsen macht aber die Voraussetzung nöthig, dass ein in seiner Intensität sich steigernder Reiz vorhanden ist, der auf den intacten Nerven einwirkt, dass die elektrolytischen Producte in den Geweben den hauptsächlichsten Reiz für die Erregung des Nerven bilden.

Ganz anders ist die Wirkung des inducirten Stromes. Von einem elektrolytischen Vorgang kann dabei keine Rede sein; die dabei entstehende Empfindung hat aber auch eine andre Qualität, als wenn man einen constanten Strom angewandt hat. Bei sehr starken inducirten Strömen tritt dies allerdings wenig deutlich hervor, vermuthlich weil die Intensität des Schmerzes so stark sich dem Bewusstsein aufdrängt, dass ein ruhiges klares Beobachten kaum möglich ist. Aber bei Strömen von mittlerer Stärke entsteht eine eigenthümlich prickelnde, schmerzhafte Sensation, die sich weder mit Tast oder Druckempfindung, noch mit Schmerzgefühl vergleichen lässt. Wahrscheinlich ist es ein Gemisch von beiden, das durch directe Erregung der Tastnerven und der später nachzuweisenden Schmerzbahnen zu Stande kömmt.

Vielleicht wirkt auch der mechanische Reiz, auf die Haut applicirt, ähnlich wie der inducirte Strom direct erregend auf den Nerven. Doch macht diese Annahme die Voraussetzung nöthig, dass das Gewebe in der Nachbarschaft der Nerven nur als Träger des Bewegungsimpulses diene und keine Veränderung durch den Stoss erleide. Wie sich dies verhält, ist weder bei Einwirkung schwacher noch starker Reize durch den Versuch festgestellt. Wir wissen nur, dass die Cohäsion oder die Widerstandskraft der Nerven grösser ist als die der Muskeln und Arterien. Nach einer Zusammenstellung und Berechnung Pagliani's reisst ein Nerv von 1 Meter Länge und ein 1 Quadratmillimeter Querschnitt bei einer Belastung von 1 Kilo, ein Muskel bei $^1/_{17}$ Kilo und eine Arterie bei $^1/_7$ Kilo. Diese Angaben sind jedoch nicht genau genug, um daraus einen Schluss auf das Verhalten eines zusammengesetzten Gewebes machen zu können. Hingegen kann man aus schon angeführten Gründen behaupten, dass der Schmerz, der während der Dauer eines Drucks entsteht und bis zum Eintritt der völligen Lähmung constant bleibt, oder der erst einige Zeit nach Entfernung des Drucks sich kundgiebt, eine andere Ursache haben muss als die directe Reizung des Nerven. Stillschweigend erkennt man dies auch in der Praxis an, indem man in solchen Fällen nach dem Sitz eines entzündlichen Vorgangs sucht, der, wie man annimmt, entweder aus einer mechanischen Verletzung des Gewebes oder aus der durch den Druck verursachten Anämie hervorgegangen sei.

Noch weniger kann die mechanische Kraft der Schallwellen, die auf das Ohr wirken, als ein directer Schmerzerreger betrachtet werden. Wohl entsteht durch starke Geräusche ein Gefühl, das der Sprachgebrauch als einen Ohrenschmerz als ein Wehethun im Ohr bezeichnet. Dazu sind aber nicht einmal starke Schallwellen nothwendig, es entsteht schon, wenn ganz schwache, dissonirende Töne in unser Gehör gelangen und das beweist, dass das Gefühl kein Schmerz im eigentlichen Sinn des Wortes, sondern ein Unlustgefühl ist, das in der Seele seinen Sitz hat. Wenn wirklich durch intensive Geräusche Schmerz hervorgebracht wird, handelt es sich, wie man erfahrungsgemäss annehmen kann, um Zerrungen des Trommelfells, Dislokationen der Gehörknöchelchen oder Zerreissungen im Labyrinth, um Vorgänge, die häufig einen bleibenden Schaden nach sich ziehen und keinen Zweifel über die Entstehung des Schmerzes zulassen, häufig aber auch rasch sich wieder ausgleichen und den Schein erwecken, dass das Schmerzgefühl durch das Geräusch selbst hervorgerufen gewesen sei.

Es schien mir von Wichtigkeit zu sein, etwas ausführlicher,

als früher geschah, auf die Ursachen, die von der Peripherie aus Schmerz erregen können, einzugehen, theils um die Ansicht, die in den Sinnesnerven die Leiter der Schmerzgefühle sieht, zu widerlegen, theils um festzustellen, dass überall in den Organen, auch in den Sinnesorganen die eigentliche Schmerzursache eine Gewebsstörung ist und zwar eine Störung chemischer Art, wobei entweder die Menge der neugebildeten Umsatzproducte die der normalen übertrifft oder wobei Producte durch die Einwirkung eines fremden Körpers entstehen, die in der Norm nicht vorhanden sind. Nur für den Inductionsstrom bestehen andere Bedingungen der Wirkung, die später erst besprochen werden können. In allen andern Fällen erscheint das Gewebe als der Ausgangspunkt der Schmerzen und kann, wenn man die Analogie mit den Sinnesorganen beibehalten will, gleichsam als Endapparat für diese Empfindung betrachtet werden. In dieser Auffassung ist auch die Definition, dass Schmerz entsteht, wenn ein für die Erregbarkeit des Empfindungsapparats absolut oder relativ zu grosser Reiz einwirkt, die Definition, deren Richtigkeit im Allgemeinen von mir nicht bezweifelt wurde, vollkommen berechtigt.

Soll aber die Bezeichnung Empfindungsapparat einen Sinn haben, so muss eine Leitungsbahn zwischen ihm und dem Centrum, wie bei den Sinnesorganen, nachgewiesen werden. Bevor ich auf diesen Nachweis eingehe, muss ich vorausschicken, dass bis jetzt nicht alle Schmerzursachen berücksichtigt wurden. Ausser den pheripheren gibt es noch solche centralen Ursprungs, zu deren Verständniss jedoch zuerst eine Kenntniss der Nervenbahnen und ihrer Beziehungen zu dem cerebrospinalen Centrum nöthig ist.

2. Wie ist nun die nervöse Verbindung zwischen dem pheripherischen Gewebe und dem Centrum beschaffen?

Geht man von den einzelnen Geweben aus, so kann kein Zweifel über die Nerven bestehen, die hier in Betracht kommen. Denn es ist ja bekannt, dass in der Grundsubstanz des Bindegewebes und der fibrösen Häute, zwischen den dichtgelagerten Gewebszellen der Epidermis und der Epithelien, sowie in der Cornea und den glatten Muskelfasern überall eine einfache freie Nervenendigung besteht und die Endfibrillen an diesen Geweben fein zugespitzt aufhören. Auch im gestreiften Muskel finden sich ausser den motorischen Fasern sensible Fibrillen, die im Perimysium lang gestreckt fein auslaufen. Ueber die letzten Endigungen der Knochennerven, die in sehr reichlicher Menge in Begleitung der Ernährungsgefässe in ihn eintreten, wird später noch das Bekannte mitgetheilt werden.

Ob diese feinsten Nervenfibrillen in das Zelleninnere eintreten oder nur bis zur Peripherie derselben gelangen, braucht hier nicht untersucht zu werden. Wenn sie dazu bestimmt sind, auf chemische Veränderungen der Zelle zu reagiren, so könnte dies an der Peripherie, wohin die Producte der Zellenthätigkeit durch Endosmose gelangen, eben so leicht stattfinden als in dem Zellprotoplasma selbst.

Die Verbreitung dieser Nerven erstreckt sich auf nahezu alle Gewebe des Körpers und darin liegt ein Grund zu der Vermuthung, dass die Function derselben sich als eine über den ganzen Körper sich ausbreitende Erscheinung äussern müsse und diese Vermuthung zieht eine zweite nach sich, dass nämlich die Endigungen der Gewebsnerven mit einer Gattung von Nervenfasern in Zusammenhang sein müsse, die einen ebenso grossen Verbreitungsbezirk haben. Von allen Nerven kennen wir aber nur eine einzige Gattung, die dieser Bedingung entspricht, die Gefässnerven.

Ob diese Vermuthung mehr ist als ein blosses Nebeneinanderstellen zweier Thatsachen, ob sie eine wissenschaftliche Berechtigung hat, die sich aus anatomischen und physiologischen Erfahrungen ableitet, soll hier einer Untersuchung unterworfen werden.

Bei diesem Unternehmen habe ich es jedoch für zweckmässig gefunden, das ausgedehnte Gebiet der Gefässnerven etwas einzuschränken und zunächst die vasomotorischen Nerven, welche im visceralen Gebiet des Sympathicus enthalten sind, ausser Betracht zu lassen. In dessen Zusammensetzung treten ausser den Gefässnerven noch Fasern für die glatte Musculatur des Darms und für die drüsigen Organe der Unterleibshöhle ein, deren Anwesenheit das Bild der Erscheinungen, die durch Reizung oder Lähmung entstehen, so verworren macht, dass eine Beurtheilung derselben äusserst schwierig, in vielen Fällen unmöglich wird. Aehnliche Schwierigkeiten bieten die Hirnnerven. Ihre vielfachen Anastomosen lassen die Zugehörigkeit eines Zweigs zu dem abgebenden Nervenstamm manchmal unentschieden und insbesondere lässt in dem Trigeminus, dessen Sensibilität bei der Frage nach den Schmerzbahnen am meisten in Betracht kommen würde, das Vorkommen von Ganglienknoten, die ausser dem als Spinalganglion angesehenen Ganglion Gasseri in jedem seiner drei peripherischen Zweige vorhanden sind, es zweifelhaft, ob die peripherischen Aeste ganz oder theilweise dem Trigeminus oder dem Sympathicus zugehören.

Am geeignetsten für die Untersuchung erscheinen mir aus diesen Gründen die Rückenmarksnerven. Ob die Ergebnisse, die ich dabei erhalten habe, auch im Gebiete des visceralen Sympathicus und der Hirnnerven Geltung haben, soll am Schlusse dieser Untersuchung besprochen werden.

Der spinale Nerv ist ein gemischter Nervenstamm, der nach der gebräuchlichen Annahme, weil Durchschneidung der vordern Wurzeln die Beweglichkeit der Muskeln und Durchschneidung der hintern Wurzeln jede Art von Empfindung aufhebt, aus motorischen und sensibeln Fasern zusammengesetzt sei. Ganz zutreffend ist diese Angabe nicht, weil in dem spinalen Nerv auch Fasern für die Blutgefässe und die Schweisssecretion sich finden.

Folgt man den Angaben der Anatomen — es wurde von mir hauptsächlich Schwalbe's Lehrbuch der Neurologie zu Grunde gelegt — so erfahren wir, dass die Gefässnerven, die uns hier allein interessiren, aus dem Grenzstrang stammen, vermittelst der

Rami communicantes in den spinalen Nerven eintreten und in peripherer Richtung mit diesem ziehen. Im weiteren Verlauf nach der Peripherie zweigen sich an geeigneten Stellen von den Stämmen die Gefässnerven ab und zwar nicht immer in Form von Remak'schen Fasern, sondern häufig als markhaltige Fasern von verhältnissmässig grossem Durchmesser. Man hat solche Nerven von 0,2 mm Durchmesser auf lange Strecken die Arterie begleiten gesehen und einzelnen hat man wegen ihres noch bedeutendern Durchmessers besondere Namen gegeben, z. B. dem Nerv. arteriae femoralis proprius. Eine alle Einzelnheiten berücksichtigende Untersuchung steht noch aus. Sie könnte, wie mir scheint, für die Erklärung der räthselhaften rückläufigen Sensibilität der peripheren cerebrospinalen Nerven von grossem Werthe sein.

Die peripherischen Zweige des sympathischen Nerven zeichnen sich durch Neigung zur Bildung von Plexus aus, in denen kleinere und grössere Ganglien eingelagert sind, die man als periphere Ganglien bezeichnet hat. Des Näheren wurden diese Plexus der kleineren Arterien von Arnold, Hennocque, Gonjaew und Gscheidlen beschrieben und wenn sie auch über die Beschaffenheit der secundären, intermediären Netze, die auf oder unter den Muskelmembranen liegen, dieselben umspinnen und über die aus diesen intermediären Netzen heraustretenden Fasern nicht völlig mit einander übereinstimmen, so sind sie doch einig über das Vorhandensein des Grundplexus, von dem sich die secundären Fasern abbiegen, und zu dessen Bildung sich dunkelrandige und marklose Fasern vereinigen, die sich übereinander legen, kreuzen und von einer Masche zur andern übertreten. In ihm finden sich Ganglienzellen eingelagert, die sich oft zu mikroskopischen Ganglien gruppiren. Besonders merkwürdig und erwähnenswerth ist aber die Lage derselben. Der Grundplexus mit seinen zuführenden markhaltigen und marklosen Fasern liegt nämlich nicht in den den Blutgefässen zugehörigen Membranen, sondern immer ausserhalb derselben in dem diese umhüllenden

Bindegewebe, welches wohl einen Theil der Adventitia bildet, von dem benachbarten Gewebe aber sich nicht abgrenzen lässt. Es ist dies dasselbe Bindegewebe, das als Stützsubstanz aller Gewebe dient, das sich bei dem Aufbau aller Organe betheiligt und den Träger bildet von Gefässen, Drüsen, Epithelien und allen Nerven, die sich zu dem Gewebe begeben und von demselben kommen.

Von den im Bindegewebe vorkommenden markhaltigen Fasern, die sich zu den Muskeln und den verschiedenen Sinnesapparaten begeben und ihr Mark erst bei dem Eintritt in diese Organe verlieren, können wir hier absehen. Ueber ihre physiologische Bedeutung herrscht kein Zweifel. Was berechtigt aber die andern, den Grundplexus bildenden Fasern als vasomotorische zu bezeichnen? Besondere Merkmale hierfür kennen wir nicht. Die frühere Meinung, dass die sympathischen Fasern schmäler seien als die motorischen und sensoriellen, wird von vielen Histologen bestritten und die eigenthümliche Lage in der Zwischensubstanz zwischen Gewebe und Blutgefäss berechtigt nicht, sie geradezu für Gefässnerven zu erklären. Denn in diesem Bindegewebe vereinigen sich die sowohl von den Gefässen als von dem umliegenden Gewebe kommenden marklosen Fibrillen zu Fasern, denen man nicht ansehen kann, ob sie aus der einen oder andern Quelle stammen. Es ist möglich, dass die Gewebsnerven, die man zuerst kannte und wegen der Empfindlichkeit der Organe sensible nannte, in einem besondern Nerv dem Centrum zustreben, und ebenso auch die, welche man wegen ihrer Wirkung auf die Gefässwandungen als vasomotorische bezeichnet hat. Es ist aber auch möglich, dass beide in den Ganglienzellen des Grundplexus zu einem Reflexbogen sich verbinden, von welchem aus eine einzige markhaltige Faser zu einem höher oben gelegenen sympathischen Ganglion oder zum Rückenmark führt. Die marklosen Fasern, die mit den markhaltigen den Plexus bilden, hätte man sich in diesem Fall gemäss der Hypothese, welche die Anatomen (cf. Schwalbe l. c. S. 987) über den Zusammenhang der sympathischen Fasern unter sich und mit dem Rückenmark ausgesprochen haben, als Protoplasmafortsätze einer mehr central gelegenen Ganglienzelle zu denken, die ja nicht alle gleiche Länge besitzen müssen.

Welche von diesen Möglichkeiten wirklich ist, darüber geben die Handbücher der Anatomie und Histologie keinen Aufschluss. Ich finde nur eine Beobachtung Köllikers (Hdb. der Gewebelehre 1889. 390) erwähnt, der an den Muskeln einmal einen Ursprung der Gefässnerven von einer dunkelrandigen Faser sah, die ein Ast einer sensibeln Faser war und den Beobachter zu dem Zusatz veranlasst, dass wenigstens ein Theil dieser Gefässnerven sensibel sei. Es lässt sich natürlich nicht sagen, ob die Anatomen diesen zufälligen Befund Köllikers bestätigen werden, die Entscheidung dieser Frage durch das Mikroskop ist gewiss sehr schwierig, weil man nur einen sehr kleinen Theil des Wegs einer Fibrille verfolgen kann. Die Verbindung der centripetalen sensibeln Nerven mit transfugalen motorischen ausserhalb des Rückenmarks ist aber ein Postulat, das aus physiologischen Erfahrungen erschlossen wurde.

Physiologische Erfahrungen bei Beobachtung der Darmbewegungen hatten Marshall Hall und Henle die Veranlassung gegeben, eine besondere Gattung von Nervenfasern anzunehmen, die neben den motorischen und sensibeln in den Nervenstämmen vorhanden seien und die ohne das Sensorium zu erreichen (Hall), vielleicht schon in peripheren Ganglien (Henle) ihre Erregungen, die sie von der Peripherie empfangen, auf motorische Fasern zu übertragen und Reflexbewegungen zu vermitteln hätten. Abgesehen davon, dass jeder anatomische Nachweis dieser excitomotorischen Nerven fehlt, dass die Benennung derselben der Vorstellung Vorschub leistet, dass sie in gar keinem Zusammenhang mit dem Centralnervensystem seien, bleibt doch die Thatsache darin ausgedrückt, dass von der Peripherie centripetale Bahnen zu einem Ganglion ziehen und hier mit motorischen Bahnen zusammenhängen.

Die Ansicht der beiden Anatomen fand wenig Beifall, weil man allgemein annahm, dass der Sitz der Reflexübertragung im Rückenmark sich befinde. Für die Reflexe, die in der willkürlichen Musculatur ausgelöst werden, unterliegt dies keinem Zweifel, für die glatte Musculatur ist aber jedenfalls die Anwesenheit eines Segments des Rückenmarks nicht die unerlässliche Bedingung für das Zustandekommen der Reflexe. Nach Durchschneidung der Verbindungen zwischen Darm und Rückenmark treten ja die Reflexe, die zur Aufstellung von excitomotorischen Nerven geführt hatten, ebenso sicher, wenn auch weniger ausgedehnt auf, als beim unverletzten Thier. Für die Gefässmusculatur hat in letzter Zeit Roschanski den Nachweis geliefert, dass nach vollständiger Entfernung des Rückenmarks die Reizung der sympathischen Ganglien Aenderung des Blutdrucks und der Blutvertheilung erzeugt, dass also tonische und reflectorische Centren der Blutgefässe nicht nur in der Oblongata und dem Rückenmark, sondern auch in den Ganglien des sympathischen Systems liegen.

Im Wesentlichen beziehen sich die Angaben Roschanski's nur auf die leicht erreichbaren und sichtbaren Ganglien des Sympathicus. Dass aber auch die peripheren kleinen Ganglienhaufen und Zellen ähnlich wie jene sich verhalten, dafür spricht einmal die Analogie und zweitens die Erfahrung, dass durch eine locale Reizung eine beträchtliche Hyperämie in den mit dem Centrum nicht mehr zusammenhängenden Körpertheilen z. B. Ohr und Extremitäten erzeugt werden kann. Freilich lässt sich gegen diese Erfahrung der Einwurf geltend machen, dass wir es dabei nicht mit einer einfachen Reflexbewegung zu thun hätten, dass durch den localen Reiz die gefässverengenden Nerven oder deren allerdings hypothetischen, automatischen Ganglien in der Gefässwand gelitten hätten und durch Wegfall des Tonus die Gefässerweiterung zu Stande gekommen sei. Man wird auch diesen Einwand als berechtigt anerkennen müssen, wo durch chemische Einwirkung eine Zerstörung oder Verletzung der ganzen oder auch nur der äussern Gefässwand bewirkt wurde und die Folgezustände einer solchen tiefen Störung, Stase, Thrombose und gangränöse Entartung auftreten. In den Fällen aber, wo die Circulation keine andere Störung erleidet als Hyperämie, wobei die Gefässwand intact bleiben muss, wird die Annahme einer reflectorischen Wirkung, die durch die Gewebsveränderung auf die localen Gefässcentra ausgeübt wird, nicht umgangen werden können.

Zu dem gleichen Ergebniss führt eine Analyse der Erscheinung, die an den verschiedensten Organen durch ihre Thätigkeit veranlasst wird und sich als Hyperämie kund giebt. Hinsichtlich ihres Auftretens wurde sie von Ranke, Ludwig und seinen Schülern besonders an den Muskeln eingehend untersucht. Hinsichtlich ihrer Ursache sind wenig Angaben in der Litteratur vorhanden. Am meisten scheint die Meinung verbreitet zu sein, dass der Wille, der die Muskeln innervirt, zugleich gewisse Centren für die gefässerweiternden Nerven errege, dass die Hyperämie ein Act cerebraler Innervation sei. Für diese Annahme ist jedoch ausser dem gleichzeitigen Auftreten beider Erscheinungen kein Grund aufzufinden. Hingegen ist es sicher, dass die Gefässfülle auch in solchen thätigen Organen sich einstellt, die dem Willenseinfluss entzogen sind, wie im Darmkanal und den Drüsen. Es ist ferner durch Nichts bewiesen, dass der Wille in ähnlicher Weise wie die Gemüthsbewegungen, die bald Erröthen bald Erblassen der äusseren Haut herbei führen, die Gefässinnervation beeinflusst. Wollte man dennoch an der Annahme festhalten, dass der Willensimpuls die directe Veranlassung der Gefässerweiterung im thätigen Organ wäre, so müsste man den Beweis erbringen, dass für jedes einzelne Organ des Körpers, ja für jeden einzelnen Gefässbezirk desselben vom Gehirn eine besondere Faser ausginge, die entweder zu jedem Gefässbezirk sich begiebt oder wenigstens zu einer für jeden Bezirk vorhandenen Ganglienzelle des Rückenmarks gelangt, wo sie hemmend auf die verengernden Fasern einwirken könnte.

Die experimentelle Untersuchung der Gefässinnervation hat nun Ergebnisse geliefert, die zu einer andern Auffassung der

Hyperämie des thätigen Muskels berechtigen. Es ist festgestellt, dass am curarisirten Thier, wo jede Muskelcontraction fehlt und jeder Einfluss des Willens ausgeschlossen ist, die Durchschneidung des Ischiadicus beim Hunde eine Erweiterung der Muskelarterien bewirkt, dass Reizung derselben mittelst eines Inductionsstroms unmittelbar nach der Durchschneidung eine Verengerung derselben hervorbringt, die sich durch verminderte Temperatur, Blässe und verminderten Blutabfluss kund giebt. Es ist hiermit nicht behauptet, dass im Ischiadicus nicht auch gefässerweiternde Fasern sich befinden; er enthält solche für die Pfote, vielleicht auch für die Muskeln selbst. Aber dieselben zeigen nur unter gewissen Bedingungen, die von der physiologischen Innervation sehr verschieden sind, wenn die Reizung lange Zeit nach der Durchschneidung oder mittelst sehr starker, in langsamer Folge sich wiederholenden Inductionsschläge erfolgt, eine deutliche Wirkung. Als Regel lässt sich annehmen, dass schwache Erregungen, mögen sie durch directe Reizung des Nervenstamms oder durch reflectorische des Rückenmarks zu Stande kommen, eine Verengerung der Muskelgefässe und Abnahme der Temperatur hervorbringen.

Diese Aeusserungen der normalen Gefässinnervation ändern sich sofort und gehen in den entgegengesetzten Zustand über, wenn einige Tage nach der Durchschneidung die Reizung ausgeführt wird. Die Erweiterung der Gefässe und die Zunahme der Temperatur, die dann auftritt, hat man in der Weise zu erklären gesucht, dass die der Durchschneidung folgende Degeneration die gefässverengenden Nerven zuerst ergriffen habe, während die gefässerweiternden verschont blieben. Die mikroskopische Untersuchung des peripheren und centralen Nervenstumpfes giebt, wie später noch angeführt werden soll, in der That Anhaltspunkte, welche als Stütze dieser Ansicht betrachtet werden können. Aber dieselben Erscheinungen treten auch auf, wenn am frisch durchschnittenen Nerven die Reizung vorgenommen wird, wo eine Degeneration der Gefässverengerer noch nicht eingetreten ist. Nur müssen nach den Untersuchungen von Lepine und Bernstein gewisse Bedingungen vorhanden sein. Dieselben fanden, dass jedes Mal nach Reizung Erweiterung der Gefässe erfolgt, wenn vor der Durchschneidung die Extremität abgekühlt worden war, wenn also ein von der Norm abweichendes Verhalten in dem Gewebe der Extremität geschaffen war. Dasselbe geschieht, wenn der Nerv durchschnitten und dadurch der Kreislauf gestört wird. Selbst wenn sich nach Ablauf einiger Tage nach der Durchschneidung die Lumina der Gefässe wieder verengern und scheinbar normal sind, wird man doch nicht zweifeln können, dass in Folge hiervon die Ernährung des Muskels und der Gefässe eine Beeinträchtigung erfahren hat.

Wenn man nun die Beobachtung macht, dass am nicht curarisirten, normalen Muskel, wo die elektrische Reizung bes Stamms neben den vasomotorischen Nerven auch die motorischen trifft, ein Tetanus erzeugt wird und zugleich eine Erweiterung der Gefässe auftritt, so darf man diese Umkehr der vasomotorischen Erscheinungen, wie bei der Abkühlung, als eine Folge eines peripherischen Einflusses auf die Erregung in den Gefässnerven, als eine Wirkung der Veränderungen betrachten, welche durch den Tetanus oder die willkürliche Contraction in den Muskeln entstehen. Diese sind aber bekanntlich zweifacher Art; es findet ein chemischer Umsatz der Muskelsubstanz statt und es werden Ermüdungsstoffe in demselben angehäuft.

Man könnte nun daran denken, dass letztere vermöge ihrer chemischen Beschaffenheit, ihres Reichthums an Säure und in Weingeist löslichen Extractivstoffen, die Nerven und Muskeln der Gefässe der Art beeinflussen, dass diese in einen lähmungsartigen Zustand übergehen und dadurch die Erweiterung zu Stande kömmt. Man hat ja häufig von einer solchen Wirkung gesprochen, die man als Ueberreizung bezeichnete und sich dabei vorgestellt, dass sie besonders an den Nerven, die mit einer sehr hohen Empfindlichkeit begabt sein sollen, mit Leichtigkeit auftrete. Es ist hier nicht der Ort, die Empfindlichkeit der Nerven gegen die verschiedenen chemischen Agentien zu untersuchen; aber es darf an die seit langer Zeit bekannten Untersuchungen Kuehne's erinnert werden, welche ergaben, dass der Nerv gegen die meisten chemischen Reize widerstandsfähiger ist als der Muskel und was man wohl annehmen darf, als die meisten anderen saftreichen Gewebe des Körpers. Wäre in Wirklichkeit die Nervenfaser so empfindlich, wie allgemein angenommen wird, dann müssten die meisten krankhaften Vorgänge, auch wenn sie keine sehr bedeutende chemische Umänderung hervorbringen, schmerzlos verlaufen. Eine Ueberreizung, eine Lähmung der Gefässnerven könnte desshalb nur dann eintreten, wenn eine grosse Menge von Ermüdungsstoffen sich angehäuft hätte, wenn der Muskel lange Zeit im Zustande des Tetanus erhalten worden wäre. Dies ist in der That der Fall. Aber nach Ranke geht dann die anfänglich vorhandene Hyperämie des contrahirten Muskels in Anämie über. Dass diese eine Folge der Ueberreizung ist, kann nicht in Abrede gestellt werden, aber es wäre voreilig, sie kurzweg als eine Lähmung der vasamotorischen Nerven zu erklären. Es wird sich aus dem Folgenden ergeben, welche Nerven gelähmt sind, wenn diese Anämie sich einstellt.

Es darf noch daran erinnert werden, dass an den Organen welche die Producte ihrer Thätigkeit in einen Kanal entleeren, am Magen Darm und Drüsen, von einer Einwirkung dieser Stoffe auf die Gefässe nicht die Rede sein kann. Bei ihnen, wie beim Muskel, kann nur die Gewebssubstanz, die Muskelfibrille oder die Drüsenzelle, welche durch ihre Thätigkeit eine chemische Veränderung erfahren, der Ausgangspunkt einer Erregung sein, welche sich auf die Gefässnerven überträgt und da die Erweiterung auch eintritt, wenn der zum Rückenmark führende Stamm durchschnitten ist, so muss in der Peripherie eine Einrichtung vorhanden sein, die den nervösen Zusammenhang zwischen Gewebsnerven und Gefässnerven vermittelt. Es müssen Ganglienzellen, die diese Verbindung herstellen, an irgend einer Stelle des Verlaufs der zu einen bestimmten Gewebsbezirk gehörigen Arterien sich finden.

Wo diese Ganglien, welche die Physiologie verlangt, liegen, ob wirklich die in den Grundplexus gefundenen dafür angesehen werden können, kann allerdings nicht mit Bestimmtheit angegeben werden. Aber die viel discutirte, häufig verneinte, von Vielen bejahte Frage, ob an den arteriellen Gefässen Ganglienzellen vorhanden sind, erhält durch die physiologischen Erfahrungen eine andere Fassung als bisher. Es handelt sich nicht mehr um den Nachweis von Ganglienzellen in jedem einzelnen Querschnitt einer Arterie, sondern um den Nachweis, dass für jeden Bezirk einer Arterie oder was vielleicht richtiger ist, für jede Ernährungseinheit mindestens eine Ganglienzelle sich findet, die den Gewebsnerven mit dem Gefässnerven verbindet. Dabei kann es wohl vorkommen, dass an dem Verlauf einer grossen Arterie die Zellen fehlen und nur Fasern in der Wand gefunden werden, dass bei der eigenthümlichen Vertheilung der Arterie an Hand und Fuss, vielleicht auch an anderen Stellen, wo der Uebergang derselben in die Vene durch sehr kurze und weite Capillaren sich vollzieht, ohne dass das umliegende Gewebe wesentlich mit Blut versorgt wird, und wo offenbar die Function dieser eigenthümlichen Gefässanordnung einen anderen Zweck hat, als zur Ernährung des Gewebes zu dienen, Ganglien nur da eingestreut sind, wo dieses arterielle Netz aus einer Arterie höherer Ordnung sich entwickelt. Die widersprechenden Angaben über das Vorkommen von Ganglienzellen an den Arterien kann desshalb nicht als wohlbegründeter Einwurf gegen die Hypothese angesehen werden, dass die Nervenfasern, welche aus dem Gewebe stammen und die welche die Gefässwand versorgen, zu einer gemeinschaftlichen an der Peripherie gelegenen Ganglienzelle gehören.

Die Annahme einer solchen Reflexvorrichtung stösst aber auf eine eigenthümliche Schwierigkeit. Die Erfahrungen, die man bei der Untersuchung der spinalen Reflexerscheinungen gemacht hat, beweisen mit voller Sicherheit, dass eine Erregung, die in dem centripetalen Nerven den spinalen Zellen zugeführt wird, wiederum als Erregung auf den motorischen Nerv übergeht und in dem Muskel eine Contraction veranlasst. Zwischen Gewebsnerven und Gefässnerven findet das Gegentheil statt. Die Reizung des Gewebes hat eine Lähmung, eine Erweiterung der Gefässe zur Folge. Henle hat dieses Verhalten mit der Annahme zu erklären gesucht, dass ein Antagonismus zwischen Bindegewebe und Gefäss bestände. Aber das ist keine Erklärung, sondern nur eine Umschreibung der Erscheinung. Eine wirkliche, befriedigende Erklärung muss, wenn die Annahme der Reflexvorrichtung, die ich bisher zu begründen suchte, richtig ist, aus dieser sich ableiten lassen und die Besonderheiten angeben können, welche sie anatomisch und physiologisch von den musculomotorischen Reflexvorrichtungen unterscheidet. Gelingt dies nicht, dann wäre die Hypothese als falsch fallen zu lassen, im entgegengesetzten Fall hätte man einen Beweis mehr für ihre Richtigkeit.

Zwei Thatsachen scheinen mir hier von besonderer Wichtigkeit zu sein. Erstens die früher schon erwähnte anatomische Beobachtung, dass die Ganglien des Grundplexus centralwärts mit einer markhaltigen oder marklosen Nervenfaser in Verbindung stehen, wodurch die distalen Ganglien mit den proximalen und mit dem Rückenmark zusammenhängen. Wie diese Einrichtung beschaffen ist, muss später noch erörtert werden. Zweitens die aus der Physiologie bekannte Thatsache, dass die vasomotorischen Nerven in Folge einer stetigen Reizung, welche die spinalen Centren von Seiten des Gehirns, der Haut und aller inneren Organe erfahren, reflectorisch in einem fortwährenden Erregungszustand erhalten werden. Nach allgemeiner Annahme bewirkt dieser fortwährende vasomotorische Nervenstrom einen mittleren Contractionszustand, den Tonus der Gefässe. In allen Punkten zutreffend ist diese Annahme nicht, weil, wenn kein anderes Moment in Betracht käme, die einfache centrale Erregung eine möglichst grosse Verengung der Arterien hervorbringen müsste, wie sie z. B. bei spastischer Ischämie beobachtet wird. Wie der mittlere Contractionszustand entsteht, wird nachher noch berührt werden. Hier kam es nur darauf an, auf das Vorhandensein eines fortwährenden Stroms hinzuweisen, der in ähnlicher Weise in den motorischen Nerven, deren Muskeln keinen Tonus besitzen, nicht vorkommt.

Man darf sich nun wohl vorstellen, dass, wenn diesem Strom sich irgendwo in seiner Bahn ein Hinderniss entgegenstellt, der Einfluss auf die Gefässmusculatur herabgesetzt oder aufgehoben wird und man ist zu dieser Annahme berechtigt, weil derartige Hemmungserscheinungen von den Physiologen gelegentlich der Untersuchungen über das Verhalten des extrapolaren Elektrotonus im Muskelnerven nachgewiesen worden sind. Die Dauercontraction, die durch den Inductionsstrom hervorgebracht wird, hört sofort auf, wenn ein entsprechend starker Kettenstrom in seinen Weg eingeschaltet wird. Zudem kann man sich auf die Hemmungswirkung berufen, die vom Hirn auf das Rückenmark, vom Vagus auf das Herz und die Lunge, vom Splanchnicus auf den Darm ausgeübt wird, deren Genese allgemein so erklärt wird, dass die übertragenen Reize in den im Rückenmark befindlichen Reflexapparaten eine solche Aenderung des Erregbarkeitszustands verursachen, dass die Fortpflanzung der von den centripetal leitenden Nerven empfangenen Impulse ganz oder theilweise aufgehoben wird.

Die Erregung, die aus der continuirlichen chemischen Veränderung der Gewebe hervorgeht, kann man nun wie einem constanten Strom polarisirende Wirkung zuschreiben. An der Stelle, wo der von dem Gewebe kommende Strom den in Erregung befindlichen Nerven trifft, an der Ganglienzelle hätten wir uns das Auftreten eines Anelektrotonus vorzustellen, der die Erregbarkeit herabsetzt und die Hemmungskräfte vermehrt. Je nach der Grösse dieser intrapolaren Erregung wird demnach die Wirkung des fortdauernden vasomotorischen Stroms sich gestalten müssen. Bei sehr starker Reizung des Gewebes müsste der Theorie entsprechend, der verengende Einfluss des letzteren auf die Gefässmusculatur aufhören und eine beträchtliche Erweiterung der Gefässe eintreten. Das stimmt mit der Erfahrung überein.

Bei mässiger Reizung oder in dem Zustande, in dem sich ein ruhendes Organ befindet, wo die Stoffwechselvorgänge nicht aufgehoben, sondern nur herabgesetzt sind, kann sich ein mittlerer Contractionszustand einstellen. Der Tonus der Gefässe würde dieser Auffassung nach als die Resultante der zwei in Betracht kommenden, in entgegengesetzter Richtung wirkenden Kräfte angesehen werden müssen. Eine ähnliche Ansicht wurde schon früher geäussert, allerdings mit dem Unterschied, dass man gefässerweiternde und gefässverengernde Nerven als dabei betheiligt annahm. Man hat nur dabei übersehen, dass die gefässerweiternden Nerven sicher keinen Tonus besitzen. Wenigstens verursacht eine Durchschneidung der bekanntesten Dilatatoren, der Nervi errigentes oder der Chorda tympani keine deutliche Veränderung in der Circulation des Penis oder der Sublimaxillardrüse. Es ist ferner bekannt, dass zur Hervorbringung der erweiternden Wirkung entweder besondere präformirte Nerven gereizt oder sehr starke Reize angewandt werden müssen, die in der Norm nicht vorhanden sind.

Endlich müsste Aufhebung der Erregungen, die von den Geweben ausgehen, den vollen Einfluss der vasomotorischen Nerven auf die Gefässmusculatur hervortreten lassen. Wenn die früher schon erwähnte Ansicht über die Wirkung des Cocains auf das Protoplasma richtig ist, wenn wirklich dieses, wenn auch nur auf kurze Zeit, durch Cocain vergiftet und getödtet wird, so wäre die beobachtete Verengung der Gefässe, das Blasswerden des cocainisirten Gewebes als ein Beweis für die Richtigkeit der Hypothese zu betrachten. In gleicher Weise dürfte man die ebenfalls schon erwähnte Anämie, die in dem übermässig lang tetanisirten Muskel der Hyperämie folgt, als eine Folge der Lähmung ansehen, die die reichlichen Ermüdungsstoffe in den Gewebsnerven erzeugen.

Wenn man diese Erklärung der antagonistischen Erweiterung der Gefässe zulässt, so schliesst sich daran sofort die Frage an, was aus der Nervenerregung wird, die während des Lebens in fortwährendem Strom vom Mark ausgeht, wenn sie in der Peripherie auf einen Widerstand stösst, der die Ueberführung der Kraft in die Gefässmuskeln, das Zustandekommen einer Muskelcontraction verhindert. Wird die lebendige Kraft durch eine Art von Interferenz einfach aufgehoben oder muss sie in eine andere Form von Kraft umgewandelt werden? Gegen die erste Möglichkeit lässt sich anführen, dass der Vorgang der Nervenleitung nicht nach Art einer Wellenbewegung abläuft. Nach allgemeiner Annahme der Physiologen ist er ein Auslösungsprozess, bei welchem die disponible Kraft immer nur von Querschnitt zu Querschnitt frei wird. Man kann ferner leicht die Beobachtung machen, dass die Hemmung, die vom Gehirn auf das Rückenmark einwirkt, nicht einfach den Reflex aufhebt, sondern in den meisten Fällen von antagonistischen Bewegungen begleitet ist, was entweder aus einem Uebermaass der Willenskraft oder aus einer Uebertragung der centripetalen Erregungen auf ungewöhnliche Bahnen zu erklären wäre. Die Unterdrückung der Reflexe gelingt häufig nur bis zu einem gewissen Grade und besonders bei rasch wiederholten Reizen ist die kräftigste Willensanstrengung nicht im Stande, die verhältnissmässig schwachen sensibeln Erregungen zu hemmen. Zu erklären sind jedoch diese Erfahrungen nicht, weil der Verlauf der reflexhemmenden Fasern und ihre Beziehung zu den sensibeln und motorischen Schenkeln des Reflexbogens nicht bekannt ist. Einfacher scheinen die Verhältnisse an den vasomotorischen Nerven zu liegen, die in mancher Hinsicht mit den Nerveneinrichtungen des Rückenmarks in Parallele gestellt werden können. Ihre Ganglienzellen konnen nach der Ansicht der Anatomen als Theile des Rückenmarks, als in die Peripherie vorgeschobene Centren aufgefasst werden und der vasomotorische Nerv würde demnach die Bedeutung einer Verbindungsbahn zwischen zwei Ganglienzellen haben, in welcher bekanntlich Erregungen jeder Art und in jeder Richtung geleitet werden können, welcher wie alle Nerven ein doppelsinniges Leitungsvermögen besitzt. An den Erscheinungen, die an den vasomotorischen Nerven ablaufen, lässt sich desshalb vielleicht besser als an den centralen Nerven erkennen, ob die centrifugale Kraft durch die Hemmung aufgehoben wird oder ob an dem Hinderniss eine Stauung, eine Spannung zu Stande kommt, die von Querschnitt zu Querschnitt centralwärts fortschreitend, sich schliesslich bis zum Ausgangspunkt des Impulses ausbreiten müsste und wie ein centripetaler Nervenstrom einen Einfluss auf das Centralorgan ausüben könnte.

Experimentelle Untersuchungen, die zu dem besonderen Zwecke diese Frage zu entscheiden angestellt wurden, liegen nicht vor. Merkwürdig ist nur eine Untersuchung des sehr sorgsamen Schiff (Arch. f. d. ges. Phys. 1871). Leitet man nämlich von zwei Punkten eines unversehrten Nerven ab, der noch mit dem Centralorgan und mit seiner peripherischen Ausbreitung in Zusammenhang steht, so bewirkt jede Reizung, gleichgültig ob central oder peripherisch von der abgeleiteten Stelle, ob elektrisch oder durch Strychnin resp. Hautreizung einen schwachen centripetalen Actionsstrom (cf. Hdb. der Phys. Bd. II. 156). Mit unseren Kenntnissen über die Leitung in den tactilen und motorischen Nerven, die nur durch besondere Reize in Erregung versetzt werden, lässt sich die Beobachtung Schiffs nicht in Einklang bringen, wohl aber mit den Erfahrungen über die vasomotorischen Nerven, die in beständiger Thätigkeit sind und wo der gehinderte Abfluss der Erregung eine Rückstauung verursachen müsste. Ob diese Auslegung der Beobachtung richtig ist, möchte ich nicht geradezu behaupten. Wenn man aber die Beobachtung macht, dass bei einer auf die vasomotorischen Nerven beschränkten Reizung, wie sie der früheren Annahme nach durch Reizung der Gewebe bewirkt wird, gleichzeitig mit der Erweiterung der Gefässe eine Erscheinung eines centripetal gerichteten Nervenstroms, der Schmerz auftritt, so darf man wohl daran denken, dass der ganze Vorgang sich in den vasomotorischen Nerven abgespielt habe, dass der vasomotorische Nerv die Schmerzbahn sei.

Diese Vermuthung, die aus der mechanischen Theorie der Hemmungswirkung und aus einzelnen physiologischen Beobachtungen abgeleitet ist, könnte, so wie sie ausgesprochen ist, leicht den Eindruck einer theoretischen Speculation machen. Sie verdiente auch keine weitere Beachtung, wenn nicht auf anderem Wege gewonnene Gründe dafür geltend gemacht werden könnten. Die einzige unanfechtbare Methode wäre allerdings der experimentelle Beweis. Leider sehe ich aber keine Möglichkeit denselben zu erbringen. Eine Reizung oder Durchschneidung der vasomotorischen Nerven ohne Betheiligung der spinalen, tactilen und motorischen Fasern ist in dem gemischten Nervenstamm des Rumpfs oder der Extremitäten nicht möglich. Nur an den Rami communicantes, die frei von motorischen und tactilen Fasern sind, könnte man versucht sein, das Experiment anzustellen. An den visceralen Rami communicantes hat man auch beobachtet, dass eine Reizung, wie traumatische Verletzung durch einen Schnitt, heftigen Schmerz erregt. Aber der Versuch ist nicht beweisend, weil die Möglichkeit nicht ausgeschlossen ist, dass der Verbindungsast ausser den vasomotorischen Leitungsbahnen noch ihm zukommende, eigene sensible Fasern enthält, die auf Reizung durch Schmerz reagiren, während jene dabei unempfindlich sind. Beweisende Kraft hätte nur der Nachweis, dass nach Durchneidung der Verbindungsäste ein Schmerz erregender Eindruck an der Peripherie nicht mehr empfunden wird. Aber die anatomischen Verhältnisse der Rami communicantes und des Grenzstrangs, wenigstens der Fasern, die zum Gebiet des Rumpfs und der Extremitäten gehören, sind noch zu unklar, der Verlauf der Fasern im Grenzstrang, ihr Uebertritt aus höher oder tiefer gelegenen Ganglien zum Rückenmark einerseits und zu den peripheren Nerven andererseits noch zu wenig erforscht, die Operation so schwierig und die Folgen des chirurgischen Eingriffs so bedeutend, dass wenig Aussicht besteht für das Gelingen des Versuchs beim Thiere, das ohnedies über den Verlust oder Fortbestand einer Empfindung keine Auskunft geben kann und nur durch sehr unbestimmte zweideutige Reflexe dieselbe zu erkennen gibt. Beim Menschen sind meines Wissens Erfahrungen über begrenzte Erkrankungen der Verbindungsäste nicht bekannt.

Wenn ich dennoch den Ausspruch wage, dass die Bahn für die Schmerzleitung in den vasomotorischen Nerven liege, so sind es eine Anzahl von physiologischen, pathologischen und anatomischen Erfahrungen, die, wenigstens in mittelbarer Weise, die Hypothese zu begründen scheinen.

3. Zu diesen Erfahrungen gehört zuerst die Verschiedenheit der Schmerzempfindlichkeit in den einzelnen Organen. Bekanntlich ist dieselbe nicht in allen Organen die gleiche und man hat in Rücksicht auf die Fähigkeit, Schmerz zu empfinden, die einzelnen Gewebe und Organe in drei Abtheilungen geschieden: erstens solche, die immer schmerzlos sind, im gesunden und kranken Zustand, zweitens solche, die sowohl in dem einen als in dem andern Zustand äussere Reize mit Schmerz beantworten und drittens solche, die in normalen Verhältnissen unempfindlich, unter pathologischen Bedingungen der Heerd von Schmerzen werden.

Es leistet diese Eintheilung der Vorstellung Vorschub, dass es Organe gäbe, die im normalen Zustand die Erregbarkeit für Schmerzeindrücke nicht besitzen und dieselbe erst gewinnen, wenn sie pathologisch verändert sind. Abgesehen davon, dass der Schmerz imner eine pathologische Erscheinung ist, kann man eine solche Annahme nach den herrschenden Anschauungen über das Wesen der pathologischen Vorgänge nicht zulassen und es kann keinem Zweifel unterworfen sein, dass die Verschiedenheit der einzelnen Organe gegenüber den schmerzerregenden Einflüssen nur durch eine Verschiedenheit der anatomischen Beschaffenheit derselben begründet sein kann. Das hat man auch ausgedrückt, indem man die Vermuthung aussprach, dass der mehr oder minder grosse Reichthum an Nerven das verschiedene Verhalten der einzelnen Organe bedinge. Selbstverständlich meinte man damit nur den Gehalt an sogenannten sensibeln, centripetal leitenden Nerven und diese Auffassung enthielt schon den Schluss in sich, dass jede centripetal leitende Faser bei starker Reizung Schmerz auslösen könnte.

Es gibt aber Gewebe, welche diese Nerven in grosser Menge enthalten und dennoch eine geringe Schmerzempfindlichkeit besitzen. Ein recht auffallendes Beispiel hierfür bieten die Sehnen; sie haben Fasern mit sensibeln Endplatten und Golgi'sche Sehnenspindeln, die vielleicht mit dem Muskelgefühl Beziehung haben, jedenfalls als centripetal leitende Fasern angesehen werden müssen und dennoch kaum jemals der Sitz von Schmerzen werden. Im Darm ist der Gehalt an Nervenfasern sehr gross, vielleicht grösser als in der äusseren Haut, er besitzt sicher auch sehr viele centripetale Fasern, durch deren Erregung die Muscularis des Darms und der Darmgefässe reflektorisch zur Thätigkeit veranlasst wird und dennoch entsteht Schmerz nur dann, wenn durch wiederholte intensive Reize eine deutliche Hyperämie erzeugt wird, die sich von der Hyperämie, die während der normalen Thätigkeit des Darms sich einstellt, sowohl durch ihre Ausbreitung als durch ihre Dauer unterscheidet.

Noch deutlicher wird die Unhaltbarkeit der Annahme durch die Erscheinungen an der Lunge bewiesen. Eine grosse Anzahl von Fasern begibt sich aus dem Plexus pulmonalis und cardiacus in die Lunge. Sicher sind darunter viele centripetal leitende, solche die die Selbststeuerung der Athmung besorgen und solche die auf reflektorischem Wege die Bronchialmuskeln erregen und trotzdem ist das Lungengewebe so gut wie schmerzlos. Ausgedehnte Pneumonien verlaufen ohne Schmerz und wenn Schmerz oder ein drückendes Gefühl auf der Brust dabei auftritt, so leitet man dies allgemein von einer Reizung der grössern Bronchien oder der Pleura ab.

Die Ansicht, dass die Schmerzempfindlichkeit lediglich von dem Gehalt an Nerven abhänge, wäre nur für die immerfort schmerzlosen Gebilde, die verhornte Epidermis, Haare, Nägel, Zahnsubstanz und den ausgewachsenen Knorpel aufrecht zu erhalten. Sie besitzen keine Nerven, es fehlt ihnen aber auch noch ein anderes Element, die Gefässe, die, wenn man ihre Anordnung und ihre Beziehung zu dem sie umgebenden Gewebe etwas näher betrachtet, ein viel durchschlagenderes Merkmal dafür sind, ob ein Organ schmerzhaft erregt werden kann oder nicht. Eine Durchmusterung der Gefässvertheilung in den verschiedenen Organen lässt, abgesehen von einzelnen Modificationen, im Allgemeinen zwei verschiedene Formen derselben erkennen. Die eine ist dadurch ausgezeichnet, dass die Gefässe sich zu einem Gewebe begeben, das wesentlich aus zelligen Elementen, den lymphoiden Zellen oder Drüsenepithelien aufgebaut ist. Die arteriellen Capillaren liegen entweder in einem reticulären Gewebe, das die lymphoiden Zellen enthält, wie in den Lymphdrüsen und Blutgefässdrüsen, oder sie bilden, wie auf der Schleimhaut des Darms und den drüsigen Organen des Unterleibs, um die in bestimmter Weise angeordneten Epithelien, und von ihnen durch eine Membrana propria getrennt, ein capillares Netz, das die Aussenfläche der Zellenhaufen umzieht. Es ist kein Zweifel darüber, dass aus diesen Gefässen das Material stammt, das die Zellen in specifischer Weise verarbeiten und dass die Producte dieser Thätigkeit theils als Excrete aus dem Körper entfernt, theils als Secrete für die Zwecke der Verdauung benutzt, theils als Bestandtheile der Blutmischung verwerthet werden. Blutgefässe und Zellen sind in diesen Fällen untrennbar zusammengehörige Bestandtheile eines einheitlichen Apparats für einen bestimmten Zweck, den ich der Kürze des Ausdrucks wegen als Secretionsapparat bezeichnen will.

Man kann hierzu auch das Alveolargewebe der Lunge rechnen. Der Gasaustausch vollzieht sich hier ohne Dazwischentreten eines Drüsenepithels, in dem Binnenraum einer Alveole, die nur spärliches Pflasterepithel zeigt, aber die Anordnung ihrer Capillaren ist ganz ähnlich, wie die um ein Drüsenläppchen.

Ueberall nun, wo eine derartige Gefässvertheilung besteht,

ist das Gewebe gegenüber Schmerz erregenden Reizen unempfindlich. Katarrhalische Entzündungen der Schleimhäute, parenchymatöse Nephritis, Hepatitis, Pneumonie, Splenitis und Adenitis verlaufen schmerzlos.

Schmerzempfindlich sind aber alle Gewebe und Organe wo — und das ist die zweite Form der Gefässanordnung — die arteriellen Gefässe in einem bindegewebigen Gewebe eingeschlossen sind, in dem sie sich nach allen Richtungen hin verzweigen und die durch das Bindegewebe gestützten Gewebe mit ernährendem Saft versehen. Am deutlichsten sieht man diese Anordnung der Gefässe in den Umhüllungen des ganzen Körpers und der einzelnen Organe und Organtheile. Die äussere Haut und deren Uebergänge in die Schleimhäute, wo in der Regel auch der Charakter der Epidermiszellen sich ändert, das Periost, das Perimysium und das bindegewebige Gerüst der Nervenstämme, wo neben reichlichem Bindegewebe eine grosse Anzahl von Blutgefässen vorhanden ist, sind die empfindlichsten Theile des Körpers. In den Kapseln und den Scheidewänden der drüsigen Organe ist die Menge der Gefässe geringer, aber es ist bis jetzt stets beobachtet worden, dass die Entzündungen der serösen Häute, die acute interstitielle Nephritis und Hepatitis, die eitrige Adenitis von Schmerzen begleitet sind, während die katarrhalischen Entzündungen dieser Organe schmerzlos verlaufen.

Die Regelmässigkeit, mit der die Schmerzen bei Reizung der eben beschriebenen Gefässanordnung, die man mit Rindfleisch der Kürze wegen als intermediären Ernährungsapparat bezeichnen kann, auftritt und die Regelmässigkeit, mit der sie bei Reizung des Secretionsapparats fehlen, machen die Annahme wahrscheinlich, dass die Empfindung mit den Gefässen oder was sich ohne besonderen Beweis ergiebt mit der Innervation derselben in einer gewissen Beziehung stehen müsse. Es wird sich demnach um die weitere Frage handeln, ob die Innervation der Gefässe in beiden Apparaten gleich oder verschieden ist.

Ich muss hier von vornherein sagen, dass unsere jetzigen

Erfahrungen über die Innervation der drüsigen Organe eine bestimmte, unanfechtbare Aeusserung nicht erlauben; aber wir besitzen doch einige Erfahrungen, die nicht unwichtig sind und wenigstens einen Wahrscheinlichkeitsschluss möglich machen.

So ist an den schmerzlosen compacten Knochen von den Histologen festgestellt, dass die arteriellen Gefässe, die in reichlicher Menge in die Knochensubstanz eintreten, ihre Muskelhaut verlieren und nur aus einer Bindegewebshülle und Endothel bestehen. Die periostalen Gefässe und die aus den Vasa nutritia stammenden Arterien des Marks hingegen besitzen die mittlere Haut. Für eine vasomotorische Innervation der Gefässe in der compacten Substanz liegt desshalb keine Veranlassung vor und in der That ist es den besten Forschern auf diesem Gebiete bis jetzt nicht gelungen, in der festen Substanz Nerven aufzufinden. Die mit den Gefässen eindringenden Nerven scheinen nur für das Mark bestimmt zu sein, wo sie in vielfacher Verästlung nachgewiesen wurden. Das Mark ist aber bekanntlich in hohem Grade schmerzempfindlich, wie die Osteomyelitis zeigt.

Es ist ferner durch Sappey nachgewiesen, dass die Nerven, die mit der Arteria pulmonalis in die Lunge eintreten, sich nur an den grösseren und kleineren Bronchien vertheilen, um deren Muskeln und Gefässe zu innerviren, aber in keiner Beziehung zu den Endästen der Arteria pulmonalis selbst stehen (Anatom. Bd. II. 514). Mit dieser anatomischen Thatsache stimmt aufs Beste die Beobachtung Lichtheims, die in neuester Zeit von Bradford bestätigt wurde, wonach Eingriffe in das Nervensystem, die in dem Gebiete des grossen Kreislaufs auf reflectorischem Wege bedeutende Druckänderungen bewirken, den Blutdruck in der Arteria pulmonalis weder fallen noch steigern machen. Um einen Einfluss auf die Spannung der letzteren hervorzubringen, muss man eine Unterbrechung der Athmung, Reizung oder Zerstörung der Oblongata vornehmen, Vorgänge, deren Wirkung nicht deutlich zu übersehen und für normale Verhältnisse nicht ausschlaggebend sind. Wenn man desshalb auch nicht behaupten kann, dass jede vasomotorische Innervation den Lungenarterien fehlt, so ist doch zweifellos, dass dieselbe sehr unbedeutend ist und man darf daran denken, dass das Fehlen der Schmerzempfindlichkeit in der Lunge durch das Fehlen oder die geringe Anzahl von vasomotorischen Nerven in derselben bedingt, dass der schmerzlose Verlauf der Entzündung der Lunge und der feineren Bronchien von der Versorgung derselben durch die Art. pulmonalis abhängt, während das Gefühl von Brennen und Wundsein, das häufig den acuten Katarrh der grösseren Bronchien begleitet, sich durch die Erfahrung erklären würde, dass nicht die Art. pulmonalis sondern die Art. bronchialis sich an denselben verzweigt.

Im Gegensatz zur Lunge sind die Unterleibsorgane reich an Nerven, die auf die Gefässe einen Einfluss ausüben können. Der gewöhnlichen Annahme zufolge verlaufen diese Nerven im Splanchnicus, dessen Reizung die muskelhaltigen Gefässe des Magens, Darms, der Leber, Niere und Milz verengt und dessen Durchschneidung dieselben erweitert. Nun unterscheidet sich aber der Splanchnicus von den andern vasomotorischen Nerven sowohl durch sein anatomisches als physiologisches Verhalten. Anatomisch steht fest, dass Fasern zwischen dem 4. und 9. Dorsalnerven aus dem Rückenmark austreten, in den Rami communicantes derselben zum Grenzstrang gelangen, aber an den sympathischen Ganglien vorbeiziehen und als ein dem Grenzstrang medianwärts unmittelbar angelagerter Strang zu den Wurzeln des Splanchnicus sich begeben. Eine Vermischung seiner Fasern mit den sympathischen Ganglien scheint nicht stattzufinden und seine directe Abstammung aus dem Rückenmark bewiesen zu sein. Man kann wegen dieses anatomischen Verhaltens daran zweifeln, ob er dem Sympathicus zugerechnet werden darf, wenn er auch in Gesellschaft desselben stellenweise verläuft und in seinem peripherischen Theil reichlich mit Ganglien versehen ist.

Die physiologische Untersuchung desselben hat es ferner wahrscheinlich gemacht, dass der Verlauf der Splanchnicusfasern im Rückenmark in andrer Weise angeordnet ist als der Verlauf der übrigen Gefässnerven. Während man für diese in den einzelnen Segmenten des Marks regionäre Centren anzunehmen genöthigt ist, die bis zu einem gewissen Grad selbständig sind, aber insgesammt unter dem Einfluss des dominirenden Centrums in der Oblongata stehen, ist die Erregung des Splanchnicus ganz allein von diesem abhängig. Eine Durchschneidung des Marks zwischen Oblongata und dem obersten Brustmark bewirkt nämlich eine ebenso enorme Erweiterung der Abdominalgefässe wie die Durchschneidung des Splanchnicus selbst, während bei den anderen Vasomotoren eine nachträgliche Durchschneidung des Nervenstammes die durch eine vorausgegangene Trennung des Rückenmarks verursachte Gefässerweiterung der unter dem Schnitte gelegenen Körpertheile noch beträchtlich vermehrt.

Angesichts dieser Verschiedenheit zwischen Splanchnicus und dem eigentlichen sympathischen Nerven hat das Fehlen der Schmerzempfindlichkeit in den drüsigen Organen des Unterleibs, deren Circulation von dem Splanchnicus beherrscht wird, nichts Auffallendes. Vielmehr bedarf es der Aufklärung, wie diese unter pathologischen Verhältnissen schmerzhaft werden. Gemäss der ausgesprochenen Hypothese gehören dazu Nerven, die von den Ganglien des Grenzstrangs abstammen und mit dem Bindegewebe den intermediären Ernährungsapparat darstellen. Eine dieser Bedingungen ist durch die Nervenfäden erfüllt, die von dem Brust- und Bauchtheil des Grenzstrangs an den Plexus aorticus thoracicus, Plexus coeliacus und Plexus aorticus abdominalis treten und sich an der Bildung der Unterleibsganglien betheiligen. Wie aber diese bisher wenig beobachteten Nervenfasern an den Gefässen sich vertheilen, ob sie mit denselben zu dem interstitiellen Bindegewebe und den Kapseln gelangen und die zweite Bedingung erfüllen, ob ferner die sehr empfindlichen Ausführungsgänge der Leber und Niere, die reichlich mit grauen gelatinösen Fasern versehen sind, ihre Nerven aus dieser Quelle beziehen, darüber lässt sich eine Meinung nicht äussern.

Nur die Analogie mit den vasomotorischen Nerven des Stamms und der Extremitäten und ihr zweifellos sympathischer Charakter lassen vermuthen, dass auch sie wesentlich für den Zweck der Ernährung bestimmt und wie jene bei Einwirkung stärkerer Reize zur Leitung von Schmerzen geeignet sind.

Es ist endlich noch erwähnenswerth, dass in Organen, deren Bindegewebe in ein mehr oder weniger festes Gerüst umgewandelt, deren Circulation eine sehr mangelhafte und deren Schmerzhaftigkeit unter normalen Verhältnissen gleich Null ist, Schmerz auftritt, wenn sich durch einen entzündlichen Vorgang eine neue Vascularisation entwickelt hat, wie dies die Chondritis, Ostitis, Tendinitis und Keratitis zeigt.

4. Von dem grössten Interesse für unsere Untersuchung sind die Beziehungen, die zwischen Schmerz und Hyperämien stattfinden. Sie waren den älteren Aerzten schon früh bekannt und hatten in dem Satze, ubi dolor, ibi affluxus, ihren Ausdruck gefunden. In dieser Allgemeinheit liess sich jedoch die Annahme nicht halten; denn man konnte die Erfahrung nicht einfach übergehen, dass häufig Hyperämie ohne Schmerz und Schmerz ohne deutliche, sichtbare Hyperämie vorkommt. Ganz aufgegeben wurde sie, als man nach Kenntniss der vasomotorischen Nerven, deren Wirkung eine ausschliesslich centrifugale sein sollte, kein Bindeglied zwischen diesen und den für die Schmerzleitung nothwendigen centripetalen Bahnen finden konnte. Nur bei der Entzündung behielt der Schmerz noch seine Stellung unter den vier Cardinalsymptomen derselben, ohne dass man in seiner Erklärung weiter kam, als zu der Annahme, dass er auf einer Reizung der localen nervösen Apparate und wahrscheinlich auf einer Steigerung ihrer Reizbarkeit beruhe, was, wie man leicht sieht, nur eine Umschreibung der Thatsache ist, aber den Zusammenhang zwischen Schmerz und dem Wesen der Entzündung nicht erklärt. Ein grosser Fortschritt wurde gemacht, als man daran ging, die Erscheinung der Hyperämie,

gleichgiltig ob sie selbständig oder als Theilerscheinung der Entzündung auftritt, ausführlicher zu untersuchen. Dadurch, scheint es mir, ist es möglich geworden die Beziehungen zwischen Schmerz und Hyperämie klarer aufzufassen, als dies früher der Fall war.

Die allgemeine Pathologie (cf. v. Recklinghausen, Handb. der allg. Pathol.) hat es auf Grund von Erfahrungen nöthig gehalten, drei verschiedene Formen der Hyperämie aufzustellen. Die erste Form entsteht nach Unterbrechung der vasomotorischen Bahn und wird desshalb als neuroparalytische bezeichnet. An den Extremitäten hat man sie bis jetzt nicht gesehen. Nur bei Verletzung des Sympathicus am Halse wurde eine Hyperämie der gleichseitigen Kopf- und Halshälfte neben oculopupillaren Symptomen beobachtet. Es stimmen diese Erscheinungen vollkommen mit denen überein, welche bei Thieren nach Durchschneidung des Halssympathicus auftreten. Kleine Abweichungen in der Form und dem Verlauf der Erscheinungen bei Thier und Mensch kommen vor, die jedoch nicht auffallen können, weil die durch Verwundungen beim Menschen entstandene Trennung des Halssympathicus niemals so glatt und einfach ist, als die experimentell erzeugte.

In beiden Fällen ist meines Wissens im Bezirk der Lähmung niemals eine Schmerzhaftigkeit beobachtet worden. Wenn Bernard nach Durchschneidung des Halssympathicus beim Kaninchen eine Hyperästhesie des Ohres — nicht wirklichen Schmerz, sondern eine erhöhte Schmerzempfindlichkeit, sodass geringe äussere Reize schon Schmerz erregten — gesehen hat, so lässt sich die Ursache derselben nicht einfach auf eine Lähmung der vasomotorischen Bahnen im Sympathicus zurückführen, weil einerseits beim Kaninchen und bei einigen andern Thieren — beim Menschen ist dies nicht erwiesen — der Sympathicus ausser den Vasoconstrictoren auch Vasodilatatoren enthält und andererseits der N. auricularis cervicalis, der Trigeminus und Facialis sich an der Innervation der Ohrgefässe betheiligen.

Nur eine schmerzhafte Erkrankung des Menschen hat man

mit einer Lähmung des Hals-Sympathicus in Zusammenhang gebracht, die Hemicrania neuroparalytica. Es ist zweifellos, dass bei dieser Erkrankung eine Röthung des Gesichts, der Conjunctiva, eine Erweiterung der Gefässe im Augenhintergrund, eine Erweiterung und erhöhte Spannung der Art. temporalis vorkommt. Aber eine Nothwendigkeit, diese Erscheinungen als Folge einer einfachen Paralyse des Sympathicus zu deuten, sehe ich nicht ein, bis thatsächliche Erfahrungen darüber vorliegen, bis die wunderbare Ursache einer plötzlich entstehenden und nach einigen Stunden wieder verschwindenden Paralyse nachgewiesen und es nicht vollständig ausgeschlossen ist, dass die Hyperämie nicht eine neurotonische war. So sehr auch die Ansichten hervorragender Pathologen über Erkrankungen des Sympathicus der Beachtung verdienen, so können sie doch, weil in der Regel auf dem Wege der Speculation erschlossen und nur mangelhaft durch Erfahrung begründet, nicht als Basis weiter gehender Schlüsse gebraucht werden. Desshalb scheint mir die Beobachtung, dass nach wirklichen Lähmungen der vasomotorischen Bahn Schmerzen fehlen, die allein begründete zu sein.

Ganz entgegengesetzt verhält sich die zweite Form der Hyperämie, die regelmässig, mit grossen Schmerzen, ausserdem mit vermehrter Secretion der Drüsen und exsudativen Vorgängen in den Geweben und auf den mit Epithellagern versehenen Häuten einhergeht. Die Schmerzhaftigkeit war meistens so hervorstechend, dass von manchen Forschern ihr die grössere Bedeutung beigelegt und der ganze Symptomencomplex theils als Erythomelalgie, theils als Kausalgie und selbst als Neuralgie beschrieben wurde. Andere haben die Hyperämie in den Vordergrund gestellt und die Erkrankung als Angioneurose, vasomotorische Neurose oder als neurotonische Congestion bezeichnet.

Die Regelmässigkeit, mit der in diesen Fällen Hyperämie und Schmerz vereint auftritt, macht schon wahrscheinlich, dass die Ursache beider Erscheinungen ein und derselbe pathologische Vorgang sei. Man könnte daran denken, dass in einem Nervenstamm oder im Centrum die centrifugalen Gefässnerven und die centripetalen sensibeln Fasern gleichzeitig gereizt würden. Es könnte bei Erythromelalgie, die gewöhnlich symmetrisch auftritt und damit ihren spinalen Ursprung verräth, möglich sein, dass eine Reizung von Ganglienzellen peripherwärts eine Gefässerweiterung und centralwärts ausstrahlend Schmerz verursacht. Bei Neuritis, wo alle in dem Stamm verlaufenden Fasern gereizt werden können, ist es wohl denkbar, dass dadurch in der Peripherie eine Gefässerweiterung und in dem Centrum eine Empfindung entsteht. Die Beobachtung Bernhard's, dass der peripherischen Hyperämie häufig eine Ischämie vorausgeht und dass mit den Schmerzen zuweilen nur eine Blässe der Haut sich zeigt, würde durch die Annahme zu erklären sein, dass entweder eine Reizung der Vasoconstrictoren und der Schmerzbahnen oder wenn man die Hypothese, dass in den vasomotorischen Bahnen der Schmerz geleitet wird, gelten lässt, eine nur auf die Vasoconstrictoren beschränkte Reizung vorliegt. Es ist ja nicht ausgeschlossen, dass in dem intacten Nerven die Reizung einer Stelle nach zwei Seiten hin eine Erregung hervorbringt, in centrifugaler Richtung eine Ischämie mit oder ohne nachfolgender Lähmung der Gefässmuskeln und in centripetaler Richtung den Schmerz. Das sind jedoch nur Möglichkeiten, die abstrahirt, aber weder bewiesen noch wahrscheinlich gemacht werden können. Keine dieser Annahmen passt aber für die Fälle, wo von vorneherein, ohne dass eine Ischämie vorausging, die Hyperämie gleichzeitig mit dem Schmerz sich zeigt, und am allerwenigsten für die Fälle, wo die centripetale Bahn durch eine Verletzung des Nervenstammes eine Unterbrechung erfahren hat. In den nach Durchschneidung oder durch Verletzungen des Nervenstammes paralytisch und anästhetisch gewordenen Gliedern bleiben ja häufig die Schmerzen nicht aus. Sie stellten sich nicht sofort nach der Verletzung, aber einige Tage oder Wochen später, häufig zu einer Zeit, wo schon alle durch das Trauma bedingten Reizerscheinungen abgelaufen waren, mit grosser Heftigkeit ein und traten in Anfällen wie eine echte Neuralgie auf. Die Schmerzhaftigkeit war gewöhnlich so heftig, dass die Erkrankung unter dem Namen der Kausalgie bekannt ist.

Am häufigsten ist dieser Symptomencomplex bei Verletzung der Armnerven beobachtet worden, aber auch hier durchaus nicht in allen Fällen, so dass man daraus entnehmen kann, dass ausser den Bedingungen, die zum Entstehen der Symptome nöthig sind, noch eine besondere Gelegenheitsursache nöthig ist. Wie diese beschaffen ist, wird aus dem Folgenden hervorgehen. Zunächst verdient noch bemerkt zu werden, dass an anderen Nervengebieten Schmerz und Hyperämie zuweilen beobachtet wurden, aber unter Verhältnissen, die nicht so einfach sind, wie die Verletzung der Armnerven, so bei einem Tumor, der auf den Ischiadicus drückte, bei Spondylitis, Myelitis, selbst in einem Falle centraler Hemiplegie. Ich habe desshalb bei der folgenden Untersuchung nur die Beobachtungen an den Armnerven benutzt und muss der Zukunft die Entscheidung überlassen, ob die dabei gewonnenen Ergebnisse auch auf andere Nervengebiete anwendbar sind oder ob für die Erklärung dieser Fälle complicirter Natur eine der oben erwähnten Möglichkeiten in Betracht zu ziehen ist.

Die Erfahrungen an den Armnerven zeigen zunächst, dass in einem Nervenstamm der vom Centrum getrennt ist, Fasern vorhanden sein müssen, die wenn gereizt eine Hyperämie in der Peripherie hervorbringen und zugleich die Erregung auf solche centripetale Fasern übertragen, die nicht in dem durchschnittenen Nerven, sondern in einer andern Bahn verlaufen. Wie dieser Vorgang sich vollzieht, lässt sich aus den mitgetheilten Beobachtungen, denen eine genaue anatomische Untersuchung nicht beigegeben ist, nicht beurtheilen. Wir besitzen aber eine Anzahl von anatomischen und physiologischen Untersuchungen, die zum Zweck der Ermittlung der Gefässbahnen und der Erforschung des Verlaufs der sensibeln Nerven angestellt, hier mit Vortheil verwerthet werden können.

Anatomisch ist durch Arloing und Tripier nachgewiesen worden, dass in dem peripheren Stumpf eines durchschnittenen Nerven, nicht alle Fasern, wie man nach Trennung derselben von ihrem Ernährungscentrum erwarten sollte, degeneriren, sondern immer einige, wenn auch wenige, unversehrte gefunden werden. Sie haben solche noch nach 5—6 Wochen gesehen, wo eine Regeneration des durchschnittenen Stamms noch nicht eingetreten war. Vier bis fünf Tage nach der Durchschneidung, wo die Erregbarkeit der motorischen und vasomotorischen Nerven schon vollständig erloschen war, waren die intacten Fasern ganz deutlich wahrzunehmen unter den andern degenerirten.

Da nun eine Reizung des peripheren Endes eines Armnerven des Hundes, an dem sie zuerst ihre Versuche anstellten, deutliche Zeichen von Schmerz hervorbringt, glaubten Arloing und Tripier in dem erwähnten anatomischen Befund den Nachweis für die früher schon von Magendie und Schiff geäusserte Hypothese der rückläufigen Sensibilität geliefert zu haben. Sie nahmen an, dass in der Peripherie von einem Nervenstamm oder Zweig sich Fasern abtrennen, die sich an einen benachbarten Nerven anlegen, denselben theils in der Richtung der Peripherie, theils centralwärts begleiten, um sodann, nachdem sie eine kürzere oder längere Strecke dieser Bahn zurückgelegt hatten, sich wieder von ihr zu trennen. Die unversehrten Fasern in dem durchschnittenen Nerven wären demnach Abkömmlinge eines benachbarten Nerven, der seinen Zusammenhang mit dem trophischen Centrum noch besitze und sie glaubten zu diesem Schlusse noch durch die Beobachtung berechtigt zu sein, dass in dem centralen Stumpf des durchschnittenen Nerven einzelne degenerirte Fasern sich fanden, die ihres Ernährungscentrums in dem benachbarten Nerven jetzt verlustig gegangen wären.

Das Vorhandensein dieser rückläufigen Fasern sei nach Arloing und Tripier die Ursache, dass nicht nur die Reizung des durchschnittenen Nerven schmerzhaft sei, sondern alle Reizungen der Haut in dem Verbreitungsbezirk desselben mehr oder weniger empfunden werden können. Man hat in dieser Weise die Beobachtung der Chirurgen zu erklären gesucht, die kurze Zeit nach Durchschneidung eines Nerven des Vorderarms, hauptsächlich des Medianus, zuweilen nach Verlauf eines Tages, jedenfalls zu einer Zeit, wo von einer Regeneration noch keine Rede sein konnte, die Sensibilität wiederkehren sahen. Man ging sogar noch einen Schritt weiter und behauptete, dass die Sensibilität des peripheren Endes aller Nerven, der sensibeln sowohl als der motorischen durch solche rückläufige Fasern bedingt sei, die mehr oder weniger hoch in den Nerven, an denen sie sich angelagert haben, aufstiegen und immer seltener würden, je mehr man sich dem Centrum nähere.

Gegen diese Deutung der Versuchsresultate lassen sich jedoch einige schwer wiegende Bedenken geltend machen. Zunächst scheint es mir nicht mit den Ansichten der Anatomen übereinzustimmen, das Anlegen eines Nervenzweigs oder von Fasern an einen anderen, mit dem sich die ersten in der Richtung der Peripherie verbreiten, als rückläufige Sensibilität aufzufassen. Derartige Plexusbildungen, Anastomosen oder Conjugationen finden sich an der Peripherie überall und besonders ausgeprägt an der Hand und dem Fuss des Hundes und des Menschen. Bei letzteren ist es aufs genauste nachgewiesen, dass die Nerven der Hand durch feine mikoskropische Fasern in reichlichster Verbindung unter einander stehen und zwar nicht nur die zwei volaren und die zwei dorsalen Aeste, sondern auch die volaren und dorsalen jeder Seite. Durch diese anatomische Anordnung der Fasern ist die theilweise Erhaltung der cutanen Sensibilität nach Durchschneidung des Medianus genügend erklärt, ohne dass man für diese Erklärung das Vorhandensein rückläufiger Fasern zu Hilfe nehmen müsste.

Es scheint mir dann nicht dem Sinne der rückläufigen Sensibilität zu entsprechen, wenn man als solche das Anlegen eines sensibeln Nerven an einen motorischen, an die vordere Wurzel, an Facialis oder Accessorius bezeichnet. Die Empfindlichkeit, die diese Theile dadurch erhalten, entsteht ganz genau so wie die Empfindlichkeit anderer Gewebe und ob diese sensibeln Fasern in centripetaler oder centrifugaler Richtung, richtiger ausgedrückt vom Centrum ab oder dem Centrum zu verlaufen, kann ebensowenig überraschen, als eine centralwärts gerichtete Faser eines motorischen Nerven im Muskel. Im geometrischen Sinne sind einzelne Fasern gewiss rückläufig, aber nicht in dem gewöhnlichen Sinne der rückläufigen Sensibilität, worunter man einen gegenseitigen Austausch von sensibeln Fasern aus zwei benachbarten Nerven versteht. An und für sich ist es schon eine auffallende Besondernheit, dass zu einem an sich schon empfindlichen Nerven noch ein zweiter und zwar in entgegengesetzter Richtung tritt.

Man hat sich dann die Consequenzen der rückläufigen Sensibilität nicht vollständig klar gemacht. Wenn die rückläufigen Fasern die Erhaltung der Sensibilität unterhalb des Schnitts bedingen, so müssten sie, nach dem sie eine Strecke in dem Nervenast verlaufen sind, nochmals umbiegen um zur Peripherie zu gelangen. Oder wenn die Ausbreitungen der rückläufigen Fasern mehr in der Richtung gegen das Centrum stattfände, so müsste oberhalb der Durchschnittsebene eine Zone herabgesetzter Empfindlichkeit bestehen. Weder das Eine noch das Andere ist beobachtet worden.

Endlich scheint es mir in hohem Grade auffallend, dass die Tastempfindlichkeit nach Durchschneidung eines Nervenstamms in allen Fällen vollständig aufgehoben und nicht, wie dies die Hypothese verlangt, durch die rückläufigen Fasern in ihrem Bestand erhalten wird. Es wird zwar eine bestimmte Angabe hierüber vermisst, aber die Methode der Untersuchung, die Nothwendigkeit sehr starke Reize, wie Stechen und Kneipen, und dazu in rascher Wiederholung, zur Anwendung zu bringen, um das Fortbestehen der Sensibilität zur Beobachtung zu bringen, lässt keinen Zweifel darüber, dass es sich um Nerven gehandelt hat, die andern Ursprungs sind als die tactilen, dass nur

Schmerzbahnen im eigentlichen Sinne des Wortes in Betracht kamen.

Die einzige sicher festgestellte Thatsache besteht demnach darin, dass die Reizung des peripheren Endtheils eines Armnerven schmerzhaft ist und man kann desshalb als eben so sicher betrachten, dass die durch die Reizung verursachte Erregung zuerst eine Strecke weit nach der Peripherie zu fliessen und dann in eine centripetale Bahn umbiegen musste. Wo diese Umbiegung stattfindet, hat man wohl schematisch dargestellt, aber gesehen wurde sie nicht und konnte auch wegen Fehlens der technischen Hilfsmittel nicht gesehen werden. Arloing und Tripier haben desshalb in richtiger Würdigung dieses Grundes versucht, die Nerven kennen zu lernen, in denen die centripetale Erregung abfliesst. Sie durchschnitten den Medianus in der Höhe des Metacarpus und die zwei andern in der Ellenbeuge und fanden das periphere Ende des ersten empfindlich. Eine Uebertragung der Erregung von dem Medianus auf einen der zwei andern hat desshalb nicht stattfinden können, da deren Bahn unterbrochen ist. Sie durchschnitten weiter einen Armnerven wie früher am Metacarpus und denselben Nerven in der Ellenbeuge. Die Reizung des peripheren Endes bleibt erfolglos. Nur am Medianus war die Reizung schmerzhaft, aber nach einer späteren Bemerkung (Arch. de physiol. 1876 S. 120) war dies nicht der Fall, wenn die nachträgliche Durchschneidung in der Höhe des Oberarms gemacht worden war.

Endlich durchschnitten sie einen oder zwei der Armnerven in der Mitte des Vorderarms und fanden die Reizung des peripheren Stumpfs stets schmerzhaft.

Die beiden Forscher glaubten damit die rückläufige Sensibilität bewiesen zu haben. Aber die Versuche ergaben meines Erachtens nur, dass die Reizung eines peripheren Endtheils schmerzhaft ist, wenn die zweite Durchschneidung des entsprechenden Nerven in der Mitte des Vorderarms, dass sie hingegen schmerzlos ist, wenn die Durchschneidung in der Ellenbeuge, für den Medianus etwas höher gemacht wurde und daraus kann man schliessen, dass in der Strecke zwischen der Mitte des Vorderarms und der Ellenbeuge dem Hauptstamm Nervenfasern oder Zweige zugeführt werden, welche die Erregungen, die durch Reizung des Endtheils verursacht waren, leiten und in dem Stamm zum Centrum führen.

Von der bezeichneten Strecke bis zum Metacarpus und den Zehen des Hundes ist ein langer Weg und man kann erwarten, dass das Vorhandensein eines so langen Faserzugs den Anatomen nicht entgangen ist. Ellenberger und Baum (System. u. topograph. Anatomie des Hundes 1892) geben an, dass vom Medianus an diesem proximalen Ende des Vorderarms der N. interosseus abgeht, vom Ulnaris der N. dorsalis, der die laterale und dorsale Seite der distalen Parthie des Vorderarms, des Carpus und Metacarpus, sowie die fünfte Zehe versorgt und dass vom Radialis ausser Muskelnerven, die auch an den andern zwei Nerven gefunden werden, kein Faserzug abgegeben wird, der bis zur Pfote geht.

Ueber die Qualität dieser Zweige machen die genannten Anatomen keine Angabe. Wir dürfen aber, da beim Menschen die anatomischen Verhältnisse der Nerven des Vorderarms mit denen des Hundes übereinstimmen, die Angaben der Anatomie des Menschen hier zu Hilfe nehmen. Vom Medianus zweigt sich etwas oberhalb der Ellenbeuge, während der Nerv zwischen beiden Köpfen des Pronator teres hindurchzieht, der N. interosseus ab, der auf seinem Verlauf Fasern für die Vasa interossea und das Periost der beiden Knochen entsendet. Der Ulnaris giebt „etwas oberhalb der Mitte des Unterarms unter sehr spitzem Winkel den Ramus ulnaris palmaris ab, der die Arteria ulnaris bis zum Arcus volaris sublimis begleitet. Er giebt dabei zahlreiche feinste Fädchen an die Wand der Arterie, ist somit zum Theil Gefässnerv“ (Schwalbe S. 926). Vom Radialis, vor seinem Eintritt in den Musc. supinator brevis ausgehend, wird der Abgang von Fasern für die Membrana interossea und des

Ramus radialis superficialis beschrieben, welcher letztere grösstentheils in Begleitung der Arteria radialis am Unterarm herabzieht.

Mit Ausnahme dieses R. radialis superficialis, der sicher wegen seiner Verzweigung theilweise mit der Function der Haut in Verbindung steht, können die andern, die nur in der Tiefe sich ausbreiten, nicht als tactile Nerven bezeichnet werden. Sie sind, wie dies Schwalbe für den R. ulnaris palmaris ausspricht, Gefässnerven, die sich durch ihren verhältnissmässig beträchtlichen Durchmesser vor andern auszeichnen und desshalb besondere Namen erhalten haben. Ausser diesen kommen nach Angabe der Anatomen überall, besonders an Stellen, wo Nerv und Gefäss einander sehr nahe liegen, feine aber durch sorgfältige Präparation darstellbare, nicht mit besonderen Namen belegte Nervenfäden vor, die auf langen Strecken zuweilen die Arterie begleiten und sich schliesslich in deren Häuten und dem umgebenden Bindegewebe verlieren.

Ich gebe gerne zu, dass die anatomischen Grundlagen, auf denen diese Annahme beruht, sehr mangelhaft sind und dass ein histologischer oder physiologischer Beweis dafür nicht vorliegt. Ich würde auch nicht näher darauf eingegangen sein, wenn nicht Erfahrungen vorlägen, die es wahrscheinlich machen, dass auch die sogenannten rückläufigen Fasern in dem Endtheil eines durchschnittenen Nerven Gefässnerven sind. Von diesem Gesichtspunkte aus gewinnt die Annahme, dass die Schmerz leitenden Fasern vasomotorische sind, eine erhöhte Bedeutung. — Arloing und Tripier, die an ihre Experimente mit der Absicht gingen, die Ursache des Fortbestehens der Sensibilität nach der Durchschneidung des Medianus zu erforschen, hatten ihre Aufmerksamkeit nur auf das Auftreten oder Ausbleiben einer Empfindung gerichtet. Die Empfindung galt ihnen als Merkmal, dass sensible Nerven erregt worden waren. Sie hatten bei diesen Versuchen jedoch vollständig ausser Acht gelassen, dass die Reizung des peripheren Stumpfs, wenn einmal 4—5 Tage nach der Operation verflossen sind, regelmässig von einer Hyperämie gefolgt ist. Aus der Beobachtung, dass dieser Erweiterung der Blutgefässe keine Ischämie vorausgeht, dass sie jedes Mal eintritt, wenn das periphere Ende gereizt wird, schliesst man mit Recht, dass durch die Reizung eine Gattung von Nerven in Erregung versetzt wird, die von den Vasoconstrictoren sich unterscheiden, dass man es mit einer activen Hyperämie zu thun habe.

Der Erfolg der Reizung, die Hyperämie, tritt unter allen Umständen ein, gleichgiltig, ob man hoch oben oder nahe an der Peripherie den Reiz anbringt. Ein Unterschied besteht nur darin, dass die Reizung der Armnerven am Oberarm, wie das Arloing und Tripier selbst angeben, schmerzlos ist, während die am Unterarm schmerzhaft empfunden wird. Nach den Auseinandersetzungen, die ich vorhin über die Einmündung der rückläufigen Fasern in den Stamm des Nerven gegeben habe, ist dieses Verhalten verständlich und spricht keineswegs dafür, dass im unteren Segment Fasern anderer Art vorkommen wie im oberen, noch dass dem unteren Abschnitt besondere sensible Fasern beigemischt sind, die nicht bis zum oberen gelangen können. Eine solche Annahme wäre nur dann zulässig, wenn es nachgewiesen wäre, dass die unversehrten Fasern in dem sonst degenerirten Endtheil des durchschnittenen Nerven ihr trophisches Centrum nirgends anders als in dem Rückenmark haben könnten. Hat man aber Grund zu der Annahme, dass in der Peripherie Ganglienzellen vorhanden sind, die die Rolle eines Ernährungscentrums übernehmen können, so fällt jede Veranlassung für die Hypothese der rückläufigen Sensibilität weg, die unversehrten Fasern wären dann vasodilatatorische Nerven, die mit einem peripheren Centrum und mit einem centralen in Verbindung stehen. Hierfür kann man mehrere Gründe geltend machen.

Im Allgemeinen ist gegen das Vorkommen von Ernährungscentren an den zwei Enden eines Nerven, von denen das eine im Rückenmark, das andere an der Peripherie liegt, Nichts einzuwenden. Es wurde auch schon von verschiedenen Seiten, namentlich von Schwalbe, das Vorkommen von Nerven mit zwei trophischen Centren, hauptsächlich im Rückenmark betont und hervorgehoben, dass der nutritive Einfluss jedes derselben auf einen gewissen mehr oder weniger grossen Abschnitt des Nerven sich erstrecken kann. Es kann desshalb nicht auffallend sein, dass in dem centralen Theil des durchschnittenen Armnerven einzelne degenerirte Fasern sich finden.

Anatomisch ist über das Vorkommen dieser Ganglienzellen in der Peripherie Nichts weiter bekannt, als dass man in der Umgebung der kleinen Gefässe mit Ganglienzellen versehene Plexusbildungen gesehen hat. Es ist jedoch unbekannt, ob diese mit den Gewebsnerven oder mit den Gefässnerven, den Dilatatoren zusammenhängen. Aber an den Gefässerweiterern, die man am frühsten kennen gelernt und am ausführlichsten untersucht hat, an der Chorda tympani und den Nn. erigentes ist der Uebergang derselben in Ganglienzellen nachgewiesen. Die Chorda sendet nach ihrer Verbindung mit dem Lingualis Verbindungszweige zum Ggl. linguale, die theils Secretions- theils gefässerweiternde sind. Wenn wegen dieser Vermischung von zwei Faserarten verschiedener Function noch ein Zweifel an der Beziehung der Dilatatoren zu Ganglienzellen bestehen könnte, so verschwindet er gegenüber der Beobachtung von Loven, dass in die Nn. erigentes einzelne und gruppenweise angeordnete Ganglien und gangliöse Gebilde eingeschaltet sind und zwar fanden sich diese erst, nachdem feine Aeste aus dem N. pudendus, dem Gefässverengerer für den Penis, sich mit den N. erigens vermischt hatten.

Endlich macht die Vorstellung, die wir uns über die Wirkungsweise der Gefässerweiterer zu machen vorerst gezwungen sind, die Annahme von Ganglienzellen nöthig. Da keine Vorrichtung an den Gefässen bekannt ist, die die active Erweiterung erklären könnte, da ferner die Annahme von Severini, Mosso und Gaskel, dass durch Reizung der Dilatatoren eine chemische Veränderung der Gefässwand zu Stande käme, nicht aufrecht erhalten werden kann, da ferner nachgewiesen ist, dass eine einfache Durchschneidung eines Dilatators, z. B. der Chorda, keine Aenderung der Gefässlichtung erzeugt, sondern nur eine wirkliche Reizung die Erweiterung bewirkt, dass somit der Gefässtonus nicht die Resultante aus den Wirkungen der Gefässverengerer und der Gefässerweiterer ist, sondern einzig und allein durch die Erregung der ersten erhalten wird, so kann die Wirkung der letzteren nur in der Aufhebung der Wirkung der Constrictoren bestehen. Zu dem Eintritt eines solchen Vorgangs ist aber nach der Annahme vieler Physiologen das Vorhandensein eines Hemmungsapparats nöthig, den wir uns, wie im Rückenmark und am Herzen in der Form von Ganglienzellen vorstellen müssen, die zwei Nerven verschiedener Function mit einander verbinden.

Rückläufig ist demnach nicht die Sensibilität, sondern die Erregung, welche den Gefässtonus aufhebt, Hyperämie erzeugt und zugleich, indem sie den Abfluss der centralen Erregung verhindert, einen Rückfluss in den Constrictoren hervorbringt und Schmerz erzeugt. Es ist dies ganz derselbe Vorgang, den ich für die Entstehung von peripherem Schmerz angenommen habe und der als dritte Form der Hyperämie, als Congestion durch directe Einwirkung auf die localen Gefässbezirke von den Pathologen beschrieben wird.

Es gereicht vielleicht der aufgestellten Hypothese zur Empfehlung, dass sie einmal zur Erklärung der zwei verschiedenen Formen des Schmerzes ausreicht und dass sie zweitens die wichtigsten, immer mit einander verbundenen Erscheinungen der neurotonischen Congestion, den Schmerz und die Hyperämie aus einer und derselben Ursache zu erklären möglich macht. Beide Symptome sind derartig zusammengehörig, dass eine active Hyperämie ohne Schmerz oder peripherer Schmerz ohne active Hyperämie, der Hypothese nach nicht angenommen werden kann. Bei centralem Schmerz mögen die Verhältnisse wohl anders sein.

Gegen diese Schlussfolgerung wird man sofort einen Einwand erheben, nämlich die Beobachtung geltend machen, dass bei einer sehr häufig vorkommenden Erkrankung, die sich der allgemeinen Annahme nach durch spontane, d. h. durch krankhafte Vorgänge innerhalb des Organismus entstehende, intermittirende Schmerzen und durch ihren Sitz in dem Verlauf der Nerven auszeichnet, die Hyperämie fehlt oder nicht zu den pathognomonischen Schmerzen gehört. Bei diesen Neuralgien sei der Schmerz das einzige entscheidende Symptom. Wenn im Verlauf der Erkrankung vasomotorische Erscheinungen auftreten, so betrachtet man sie gewöhnlich wie die Störungen der Sensibilität, die Anästhesie und Parästhesie und wie die motorischen und trophischen Störungen als Complicationen oder secundäre Folgen der Neuralgie.

In Wirklichkeit lässt sich über die Frage, ob Neuralgie mit Hyperämie verbunden ist oder nicht, nur dann ein Urtheil fällen, wenn wir den ganzen erkrankten Nervenbezirk übersehen könnten. Wenn bei einer Neuralgie des Trigeminus mit dem schmerzhaften Anfalle die Haut und die nächsten Schleimhäute sich röthen, eine vermehrte Secretion der gerötheten Schleimhäute eintritt und selbst die Arterien sichtbar erweitert gefunden werden, so kann man zweifelhaft sein, ob man diesen Symptomencomplex als Neuralgie oder als neurotonische Congestion bezeichnen soll. An allen nicht sichtbaren Theilen sind wir vollständig unfähig, irgend eine Meinung über den Zustand der Blutgefässe zu äussern. Die Folgen der arteriellen Hyperämie, die Schwellung der Gewebe werden erst bei stärkeren Graden derselben für den Beobachter bemerkbar oder entziehen sich wegen ihrer tiefen Lage der Beobachtung durch das Gefühl. Häufig mag auch die Hyperämie nicht stark genug sein, um eine Filtration reichlicher plasmatischer Flüssigkeiten zu veranlassen. Das negative Resultat einer postmortalen Untersuchung ist auch begreiflicherweise nicht als Beweis dafür anzusehen, dass während des Lebens keine Hyperämie bestanden hat. Uebrigens fehlen positive Angaben über die Beschaffenheit der Gefässe nicht ganz und gar. Romberg und andere namhafte Beobachter beschreiben stärkere Anfüllung und Varicositäten der kleinen Gefässverzweigungen in den Neurilemm und von anderen Seiten wird die Vermuthung ausgesprochen, dass eine Hyperämie des Nervenstamms jeder Neuralgie zu Grunde liege.

Man kann jedoch weder auf die positiven noch auf die negativen Angaben irgend ein Gewicht legen, so lange wir über den Sitz der Neuralgie nicht besser aufgeklärt sind als bisher. Die Ansicht, dass immer eine Erkrankung des Nervenstamms vorliege, hat man wohl verlassen müssen, seitdem zu viele Fälle bekannt wurden, wo die Ursache in dem Centrum oder in ganz beschränkten Theilen der Peripherie und zwar nicht in dem Nervenstamm, sondern in ganz anderen Geweben ihren Sitz hatte.

Unter diesen Umständen war es nothwendig geworden, für das Verständniss der Pathogenese der Neuralgien einen möglichst elastischen Begriff zur Hilfe zu nehmen, die Neuralgie aus einer Ernährungsstörung des Nervenapparats oder wie man sich auch ausdrückte, aus Veränderungen des Molecularmechanismus der sensibeln Nervenmasse entstehen zu lassen. Geht man aber von den sichtbaren Erscheinungen der oberflächlichen Neuralgien aus, betrachtet man die dabei beobachtete Schmerzempfindung und Hyperämie als die Folgen eines Reizes, der die Gefässerweiterer trifft, so kann man in Anwendung dieser Erfahrung zwar nicht die Erscheinungen jeder Art von Neuralgie erklären, weil uns hierzu noch die genauen Kenntnisse über Ursprung, Verlauf und Endigungen dieser Nerven fehlen, aber doch einen Theil der Erscheinungen, deren Verständniss bisher dunkel geblieben war.

Der Streit darüber, ob die Neuralgie eine centrale oder periphere Affection sei, fällt weg, da überall wo ein Dilatator gereizt wird, im Centrum, im Verlauf desselben oder in irgend einem Körpergewebe, Schmerz entstehen muss. Damit fällt auch die Behauptung, dass der Sitz der Neuralgie stets an einem Nervenstamm sei. Dieser kann der Sitz sein, weil er nicht eine einfache Leitungsbahn für motorische und sensible Erregungen ist, sondern ein Gewebe darstellt, an dessen Aufbau ausser diesen

Bahnen sich Bindegewebe, Blutgefässe, Lymphgefässe und Nerven betheiligen. Was man bei einer Neuritis als selbstverständlich voraussetzt, kann man bei der Neuralgie nicht ignoriren. Besonders darf hier darauf hingewiesen werden, dass die longitudinalen Gefässe des Epineuriums von feinen Gefässnerven von 0,5 mm Durchmesser begleitet werden. Anders kann man die Nervi nervorum nicht auffassen, da man sonst annehmen müsste, dass ihre Function darin bestände, eine Empfindung von einer Empfindungsleitung zu vermitteln. Wenn die Ansicht von Schiff, Goltz, Masius und Vauclair richtig ist, dass jeder Gefässbezirk von Seiten des Cerebrospinalsystems Vasodilatatoren zugleich mit den Vasoconstrictoren empfängt, so sind in den Nervi nervorum alle Bedingungen gegeben, die zum Entstehen einer neurotonischen Congestion nöthig sind. Das Bestehen dieser würde in einfacher Weise das Vorkommen von Druckpunkten in manchen Fällen von Neuralgie erklären.

Es würde mit Hilfe dieser Hypothese ferner möglich sein, die Störungen der Motilität und Sensibilität, die Parästhesien und Anästhesien, die vasomotorischen und trophischen Veränderungen, die in einzelnen Fällen beobachtet wurden, unserem Verständniss näher zu bringen. Sie wären in dieser Auffassung secundäre Folgen der Hyperämie und der daraus entstehenden Transsudation.

Selbst für die Periodicität der Anfälle, deren Ursache so gut wie unbekannt ist, könnte man mit mehr Berechtigung als bisher die Ermüdung geltend machen. Bisher wollte die Annahme einer Ermüdung nicht recht stimmen mit der Beobachtung, dass nach dem Anfall die Empfindlichkeit für taktile und schmerzhafte Erregungen erhalten geblieben ist. Wenn aber nur eine Ganglienzelle der Vasodilatatoren, die ohnedies nur auf bestimmte Reize in Thätigkeit tritt, in den Zustand der Ermüdung übergeht, so fallen nur die Funktionen aus, die ihr allein zukommen. Die Uebertragung der Erregung auf die Vasoconstrictoren hört auf und damit auch der Hypothese entsprechend, die Ursache einer centripetalen Erregung in diesen Nerven.

5. Um keinen Zweifel aufkommen zu lassen, möchte ich hier erwähnen, dass ich unter vasomotorischen Nerven stets nur die gefässverengenden verstehe und die Bezeichnung nicht für gleichbedeutend halte mit Gefässnerven, die beide Arten derselben umfassen. Zu diesem Gebrauch des Wortes berechtigt auch die von Pflüger, Brudge und Schiff nachgewiesene Thatsache, dass diese Nerven mit den musculomotorischen auf dem Wege der vordern Wurzeln das Rückenmark verlassen.

In dieser Beobachtung könnte man einen sehr gewichtigen Einwand gegen die aufgestellte Hypothese finden, dass die vasomotorischen Nerven die Schmerzbahnen seien. Selbst wenn man geneigt ist, das doppeltsinnige Leitungsvermögen dieser Nerven anzuerkennen und die Möglichkeit einer centripetalen Leitung zuzugeben, kann man doch unmöglich annehmen, dass im Gegensatz zu dem Bell'schen Gesetz durch die vorderen Wurzeln eine sensible Erregung zum Centrum gelange. Mit Ausnahme des speciellen Falls, den man als rückläufige Sensibilität der vorderen Wurzeln beschrieben hat, deren Entstehung hier nicht auseinandergesetzt zu werden braucht, kennt man keine Beobachtung, die dem Bell'schen Gesetz widerspricht. Sowohl die musculomotorischen wie die vasomotorischen Fasern der vorderen Wurzeln sind unempfindlich und nicht geeignet eine centripetal laufende Empfindung zum Bewusstsein zu bringen.

Dieses Gesetz gilt nicht nur für die Wurzelfasern sondern auch für deren geraden, ununterbrochenen Fortsetzungen. Wo man auch einen Muskelnerv reizen mag, er bleibt unempfindlich. Anders verhalten sich die vasomotorischen Fasern, sie sind nicht ununterbrochene Bahnen von dem Centrum bis zur Peripherie, sondern sie gelangen erst auf einem Umwege zu den peripheren Gefässen, indem sie durch die Rami communicantes zu den Ganglien des Grenzstrangs sich begeben und dann durch die Verbindungsäste dieselben verlassen, um in peripherer Richtung sich dem spinalen Stamm anzuschliessen. Ob es ausser dieser Bahn noch andere giebt, welche den Umweg durch die Verbindungsäste nicht machen und direct die Peripherie erreichen, ist weder bewiesen noch widerlegt. Regel ist jedenfalls die angegebene Anordnung.

Ueber den feineren Verlauf dieser Fasern im Grenzstrang und ihre Verbindung mit dessen Ganglien sind unsere Kenntnisse noch sehr ungenügend. Wir können desshalb nur als Vermuthung aussprechen, dass die fortwährenden tonischen Erregungen, die vom Rückenmark ausgehen, zunächst auf die Ganglienzellen übertragen werden und von dieser Station aus erst zu den Gefässnerven gelangen.

In den Ganglienzellen des Grenzstrangs sammeln sich aber nicht nur die aus den Vorderwurzeln stammenden und die peripheren Gefässnerven, sondern es gehen von ihnen auch Fasern aus, die in der Bahn der Verbindungsäste zu dem gemeinsamen spinalen Stamm gelangen und von diesem aus in den hinteren Wurzeln zum Rückenmark sich begeben.

Man hat diesen Zusammenhang mit den hinteren Wurzeln lange Zeit schon aus der physiologischen Erfahrung erschlossen, dass Reizung der Ganglien und der Verbindungsäste Schmerz erregt. Es lässt sich dies aber auch anatomisch begründen.

Von His und Goette wurde nämlich nachgewiesen, dass die sympatischen Grenzganglien aus einer anderen Keimanlage entstehen wie die spinalen. Sie haben einen mesodermalen Ursprung und sind früher angelegt, als die Verbindungsäste, die in der Richtung der Spinalganglien wachsen. Man muss danach als eigentliche Ursprungskerne der Verbindungsäste die sympathischen Ganglien betrachten und man darf desshalb erwarten, dass eine Durchschneidung der Verbindungsäste zwischen den beiden Ganglien eine Degeneration der sympathischen Fasern in den hinteren Wurzeln hervorbringen müsse. Das scheinen auch frühere Untersuchungen von Waller und Kuettner in der That zu beweisen. Allein Schiff konnte dieses Ergebniss der beiden Forscher nur mit Einschränkung zugeben und von Courvoisier wurde es vollständig verneint. Es war desshalb an der Zeit, dass Joseph (Arch. f. Anat. u. Phys. 1887) die sich widersprechenden Angaben einer erneuten Prüfung unterzog. Er durchschnitt die hintere Wurzel peripher vom Spinalganglion an einer Stelle, wo die Rami communicantes schon in dem gemeinsamen Stamm sich befinden und fand nach Verlauf von Wochen eine partielle Degeneration des spinalen Ganglions und der hinteren Wurzel. Im Ganglion betraf die Degeneration nicht die Zellen, wenigstens war deren Verhalten der Art, dass man Zweifel an einem degenerativen Vorgang haben musste. Hingegen fanden sich in ihm neben einer überwiegend grossen Anzahl von normalen Fasern eine gewisse Summe degenerirter, welche zwar nicht die normalen überwogen, aber doch zahlreich genug waren, um als solche nicht übersehen zu werden. Das gleiche Verhalten zeigt die hintere Wurzel nach einer derartigen Durchschneidung des Stamms.

Durchschneidung der hinteren Wurzel zwischen Spinalganglion und Rückenmark veranlasste Degeneration fast des ganzen centralen Theils der hinteren Wurzel; nur sehr wenige Fasern blieben unversehrt. Es geht aus diesen Ergebnissen hervor, dass einzelne wenige Fasern im Rückenmark ihr trophisches Centrum haben und der Degeneration nicht anheimfallen. Ueber ihre Function ist Nichts bekannt. Vielleicht sind dies die von Stricker angenommenen vasodilatatorischen Fasern. Jedenfalls sind sie nicht identisch mit den Fasern, die nach einem Schnitt unterhalb des Spinalganglions in der hinteren Wurzel degeneriren. Deren Centrum muss peripher von der Schnittfläche liegen und da bleibt nur die Annahme übrig, dass die sympathischen Ganglien des Grenzstrangs die Ursprungskerne sind. Andere Ganglien können nicht in Betracht kommen, weil die Untersuchung am zweiten Cervicalnerven vorgenommen wurde und nicht an den Splanchnicuswurzeln, wo eine directe Verbindung mit den Bauchganglien möglich wäre.

Die hintern Wurzeln enthalten demnach zwei verschiedene Arten von centripetalen Nerven, von denen die einen ihren Ursprung in den Spinalganglien, die anderen in den Ganglien des Grenzstrangs haben, die natürlich beide nach Durchschneidung der hinteren Wurzel degeneriren. Dieser Schluss scheint mir nicht ohne Bedeutung für die ganze Lehre der Sensibilität zu sein.

Das Vorkommen von zweierlei Faserngattungen in der hinteren Wurzel wurde auch von Frend (Sitzungsber. der Akad. z. Wien 1879) angenommen. Er glaubt, dass ein Theil der Fasern bereits in den Zellen des Ganglions eine Unterbrechung erleiden und ein Theil, ohne Verbindung mit den Zellen des Spinalganglions einzugehen, direkt aus der Peripherie komme. Die letztere Annahme lässt sich jedoch nicht mit den Ergebnissen nach Durchschneidung der peripheren Nerven in Uebereinstimmung bringen.

Die Zusammensetzung der hinteren Wurzel aus Nerven verschiedener Qualität hatte man früher schon aus der Beobachtung erschlossen, dass Fasern verschiedenen Calibers darin vorkommen. Zwei Drittel der Fasern gehören zu den dicken, ein Drittel zu den dünnen Nerven, welch' letztere man als dem Sympathicus zugehörig betrachtete. Allein die Erfahrung, dass im sympathischen System, hauptsächlich allerdings in dem Splanchnicus, auch dicke Fasern gefunden werden, hatte zu der Meinung veranlasst, dass die verschiedene Dicke der Nerven nicht charakteristisch für die Qualität der Nerven sei. Erst in neuerer Zeit hat Gaskell auf die Verhältnisse des Calibers wieder einen grösseren Werth gelegt und die Meinung ausgesprochen, dass die dünnen Fasern als Bestandtheile des Sympathicus aufgefasst werden müssten. Durch Schwalbe und Edinger, deren Beschreibungen ich dem Folgenden zu Grunde legen werde, ist man genöthigt worden, den qualitativen Unterschied zwischen dicken und dünnen Fasern festzuhalten, da die Ausstrahlung beider in dem Rückenmark eine verschiedene ist.

Ihrer Beschreibung nach bilden die dicken Fasern den Theil der Wurzel, den man als medialen bezeichnet hat. Sie werden nach ihrem Eintritt in das Mark zu Bestandtheilen des Hinterstrangs, in dem sie zur Oblongata aufsteigen. Auf diesem Wege geben sie horizontale Verbindungen zur grauen Substanz ab und münden in der Oblongata in Kerne, deren Ausläufer auf die andere Seite treten und in der Schleife das Mittelhirn erreichen. Es wird seit den Untersuchungen von Schiff von allen Physiologen angenommen, dass dieser Faserzug zur Vermittlung der Tastempfindungen bestimmt sei und Nichts mit der Schmerzleitung zu thun habe.

Der zweite Theil der hinteren Wurzel, der überwiegend feine Fasern enthält, der laterale Theil tritt in die Substantia gelatinosa, breitet sich hier fächerförmig aus, indem die Fasern theils in horizontaler Richtung zum Hinterhirn verlaufen, theils nach oben und unten umbiegen, um nach längerem oder kürzerem longitudinalem Verlauf wieder horizontal in die graue Substanz einzubiegen, wie die direct eintretenden Fasern. In der grauen Substanz des Hinterhorns finden diese Fasern jedoch nur ein vorläufiges Ende. Es entwickeln sich aus ihr soweit man dies jetzt beurtheilen kann, drei verschiedene Faserzüge.

Sicher ist, dass aus den Clarke'schen Säulen Fasern nach Aussen sich wenden und, den Seitenstrang durchziehend, in die Kleinhirnseitenstrangbahn gelangen, wo sie zum Kleinhirn aufsteigen. Ein Theil dieser Fasern soll jedoch nach Loewenthal nicht in den Strickkörper eingehen, sondern bis nahe an die Vierhügelgegend centralwärts aufsteigen und sich dort neben der Schleife an der Oberfläche der Bindearme rückwärts wenden, um jetzt erst in das Kleinhirn einzustrahlen. Da der Kleinhirnseitenstrang nach Durchschneidung der hinteren Wurzel, wie der Hinterstrang, degenerirt und da bei Leiden des Kleinhirns Ataxie und Schwindel beobachtet wurden, so hat man daraus den Schluss gezogen, dass sie die centripetale Bahn für die Leitung des Muskelsinns sei. Doch ist diese Ansicht von Lussana und Morganti von anderer Seite nicht bestätigt worden, und wir befinden uns über die Function dieser Bahn noch im Dunkeln.

Es ist ferner nachgewiesen, dass aus dem Hinterhorn Fasern entspringen, die weithin bis in das Vorderhorn verfolgt werden können. In welchen Zellen des Vorderhorns dieselben endigen, ist anatomisch nicht festgestellt. Es lässt sich aber auf physiologischem Wege ein Anhaltspunkt dafür gewinnen, dass die Zellen, mit denen sie in Verbindung treten, andere sind als die Zellen von denen die musculomotorischen Fasern ausgehen. Man braucht zu diesem Zwecke nur die Beobachtungen zu betrachten, die beim Studium der Reflexerscheinungen gemacht worden sind.

Ein schwacher Reiz auf die Haut oder die derselben zunächst liegenden Schleimhäute angebracht, veranlasst Muskelreflexe, die nach dem Pflüger'schen Gesetze erfolgen, zunächst in gleichem Niveau mit der gereizten Empfindungsfaser und auf der gleichen Seite, dann auf demselben Niveau der entgegengesetzten, später in Motoren, die in der Richtung nach der Oblongata oder in dieser selbst ihren Ursprung haben. Nie zeigt sich ein Reflex in den unterhalb der Reizstelle entspringenden Motoren. Erst wenn die Erregung in der Oblongata angekommen ist, kann von hier aus die Irradiation wieder nach Abwärts schreiten. Dieses Gesetz des dreiörtlichen Auftretens der Reflexe findet in den anatomischen Thatsachen eine gute Unterlage. Die median liegenden Fasern der hinteren Wurzel gelangen direct in die Hinterstränge, die longitudinalen Strangfasern geben in Abständen von 1—4 mm Collaterale ab, die in das Vorderhorn eindringen — sie sind von Kölliker als Reflexcollaterale bezeichnet werden — und da von den grossen Vorderhornzellen die musculotorischen Fasern abgehen, so kann nicht daran gezweifelt worden, dass die tactilen Erregungen, die das Product der schwachen Reize sind, ihren Weg durch die Hinterstränge zu der innern vordern Gruppe der Vorderhornzellen nehmen.

Ganz anders verhalten sich die Reflexe, die nach Anwendung sehr starker Reize entstehen. Kneipen, Aetzen, Brennen der Haut und der Muskelsubstanz ruft in der willkürlichen Musculatur des Froschs und anderer Thiere keinen Muskelreflex hervor. Was bei starken Reizen jedoch immer eintritt, ist eine Störung der Gefässinnervation, die sich bald als Verengerung bald als Erweiterung der Gefässe zeigen kann. Allerdings machen, wie Grützner und Heidenhain gezeigt haben, auch ganz schwache Reize, wie einfache Berührung oder Anblasen einer Hautstelle eine Steigerung des Blutdrucks. Aber nach den Untersuchungen von Joseph (Arch. f. Anat. u. Phys. Bd. 34) und von Schiff (Arch. f. Phys. Bd. 31) bleibt diese Erscheinung aus, wenn die Oblongata vom Mark getrennt ist. Man kann demnach als Ursache des Gefässreflexes nicht eine directe Uebertragung der Erregung der tactilen Nerven auf die Gefässcentra im Rückenmark annehmen, sondern muss die Voraussetzung machen, dass die Hinterstränge mit dem Gefässcentrum in der Oblongata in Verbindung stehen, dessen Reizung erst den Blutdruck steigert. In welcher Weise sich dieser Vorgang abspielt, ist nicht bekannt, braucht auch hier nicht untersucht zu werden. Es kam nur darauf an, auf den Unterschied aufmerksam zu machen, der zwischen der Erregung durch schwache und starke Reize besteht. Im letztern Fall treten vasomotorische Reflexe ein, auch wenn die Oblongata von dem Mark getrennt ist. Sie zeigen sich in jedem einzelnen Segment des Marks und werden sowohl in dem über Niveau der Reizstelle gelegenen Gebiet, als auch in dem darunter gelegenen beobachtet. Das steht wiederum in guter Uebereinstimmung mit der Art der Vertheilung der lateralen Wurzelfasern bei ihrem Eintritt in das Rückenmark und es ist ein Beweis dafür, dass die Bahnen für die Erregung von schwachen und starken Reizen nicht dieselben sind. Setzt man statt der Ausdrücke schwache und starke Reize, die sich doch nur auf die Mittel beziehen, die wir zur Anwendung bringen, die Veränderungen, die diese Mittel im Körper erzeugen, so muss man schliessen, dass die physikalischen und mechanischen Veränderungen, so lange sie die Constitution der Körpersubstanz nicht schädigen, eine Nervenart erregen, die in ihrem Verlauf von den Nerven verschieden ist, welche durch chemische Veränderungen, mag die Ursache von vorneherein eine chemische sein oder mögen physikalische oder mechanische Kräfte die Zusammensetzung der Gewebe ändern, in Thätigkeit versetzt werden. Im ersten Fall sind es die Nerven, die mit den musculomotorischen Zellen in Verbindung stehen, im zweiten diejenigen, die zu den Zellen herantreten, von denen die vasomotorische Innervation abhängt. Da bleibt aber nur die Annahme übrig, dass die kleinern Zellen des Seitenhorns oder deren Aequivalente im Vorderhorn die Ursprungsstellen der Vasomotoren sind. Vielleicht erklärt sich hiermit die anatomische Thatsache, dass das Seitenhorn nur in dem Theil des Rückenmarks gut entwickelt ist, wo eine deutliche Ausbildung der Clarke'schen Säulen besteht, zu welchen die lateralen Fasern der Hinterwurzel ziehen und die weitere Beobachtung, dass die Zellen des Seitenhorns an Grösse denen der motorischen Gruppe nachstehen und Aehnlichkeit mit den Zellen des sympathischen Systems haben. Ob in den Theilen des Marks, wo das Seitenhorn fehlt, die kleinen Vorderhornzellen, die mit den grossen motorischen vermischt sind, Aequivalente des Seitenhorns sind, lässt sich nach Schwalbe nicht feststellen.

Es ziehen dann drittens nach den Untersuchungen, die Edinger an Fischen und Reptilien anstellte und von Bechterew und Waldeyer bei Säugern bestätigt wurden, aus dem Hinterhorn massenhaft Faserbündel durch die graue Substanz hindurch nach der vordern Commissur, wo sie sich mit den Fasern der andern Seite kreuzen, und gelangen schliesslich in die Vorder- und Seitenstränge der andern Seite. Diese Vorder- und Seitenstrangreste stehen dann oben in der Oblongata mit der Schleife in Verbindung, in welcher sie bis in die Vierhügelgegend verfolgt werden können.

Edinger betrachtet diesen Faserzug als eine der Gefühlsbahnen, welche neben der in den Hintersträngen liegenden im centralen Nervensystem vorkommen. Er stützt sich dabei hauptsächlich auf die Analogie, welche diese Bahn ihrer Anlage nach mit den sensorischen Hirnnerven hat, auf ihre Abstammung aus der hintern Wurzel, auf die von His aus der Entwicklungsgeschichte entnommenen Erfahrungen und auf die von andern Autoren mitgetheilten Beobachtungen über das Vorkommen von Empfindung leitenden Fasern in den Vorderseitensträngen. Man könnte ohne Bedenken dieser Auffassung zustimmen, wenn die fragliche Bahn ähnlich wie die Hinterstränge zur Oblongata aufsteigen würde. Allein das ist nach Angabe der Anatomen nicht der Fall. In den Vorderseitensträngen sollen vielmehr kurze Bahnen vorhanden sein, das heisst Bahnen, welche die einzelnen Segmente des Marks unter sich verbinden und wenn auch schliesslich nach vielen Unterbrechungen und Einschaltungen von Ganglienzellen die Oblongata und das Mittelhirn erreicht wird und auf diese Weise die Empfindung zum Bewusstsein gelangt, so kann man wohl fragen, was aus den Erregungen wird, welche auf die Zwischenstationen einwirken. Die Möglichkeit, dass diese mit centrifugalen vasomotorischen Zellen verbunden sind, ist nicht ausgeschlossen, weil musculomotorische Wirkungen nicht beobachtet werden und weil Aenderungen der Gefässinnervation in den höher oben und tiefer unten gelegenen Theilen des Körpers thatsächlich vorkommen, wenn das peripherische Ende dieser Gefühlsbahn gereizt wird. Weiter unten wird dieses Verhalten nochmals zur Sprache kommen.

Man darf an die Möglichkeit, dass die als Gefühlsbahn angesehenen spinalen Fasern zugleich vasomotorische Nerven sind, auch aus dem Grunde denken, weil nach Helweg (Arch. f. Psych. Bd. XIX) diese aus dem Seitentheil des Tegmentum durch die Olive und deren Umhüllungsmasse zu dem vordern Theil der Seitenstrangregion der Oblongata in die vordere gemischte Seitenstrangzone des ganzen Rückenmarks nach Abwärts ziehen sollen. Das ist ganz derselbe Faserzug, welchen Edinger für die Gefühlsbahn in dem Vorderseitenstrang und in der Schleife beschreibt. Helweg macht allerdings keine Angabe über die Endigung seiner vasomotorischen Bahn in der grauen Substanz; aber da sie vasomotorisch wirken soll, muss sie wohl mit den vasomotorischen Zellen des Seitenhirns in irgend einer Beziehung stehen.

Bei dem jetzigen Stande unsrer Kenntnisse über den Faserverlauf im Mark ist es uns jedoch nicht möglich zu entscheiden, ob die absteigenden vasomotorischen und die aufsteigenden Gefühlsbahnen identisch sind. Sie können ja räumlich eine gewisse Aehnlichkeit haben, functionell aber verschieden sein. Desshalb scheint es mir nicht erlaubt, irgend ein Urtheil über die Identität beider Bahnen in ihrem spinalen Verlauf abzugeben. Man kann nur als sicher annehmen, dass in der grauen Substanz des Hinterhorns, wo die sympathischen Fasern der Hinterwurzel ihre Endstation erreichen, der anatomische Ausgangspunkt für die Fasern gelegen ist, welche zu den vasomotorischen Zellen des Vorderhorns führen und für die, welche die Leitung zum Gehirn vermitteln. Das folgt nicht nur aus den anatomischen Untersuchungen, sondern auch aus den physiologischen und pathologischen Erfahrungen, die man gelegentlich der Reizung und Lähmung der grauen Substanz gewonnen hat.

Die physiologischen Erfahrungen beruhen naturgemäss auf den Resultaten der Reizung, die pathologischen auf denen der Lähmung; sie ergänzen sich gegenseitig und sind desshalb um so werthvoller. Bevor ich jedoch die physiologischen Erfahrungen ausführlich angebe, muss ich auf die Methode der bisherigen Untersuchung des Hinterhorns näher eingehen, weil die Schlüsse daraus, wenn die Methode richtig wäre, die Hypothese der Identität der vasomotorischen und Schmerz leitenden Bahnen umstossen würden. Man hat nämlich, um die Hinterhörner der Reizung zugänglich zu machen, die Hinterstränge in einer gewissen Länge entfernt und electrische oder mechanische Reize auf erstere einwirken lassen. Die Reizung der so freigelegten Hinterhörner ergab dann eine vollständige Unempfindlichkeit derselben, während die Hinterstränge, denen man die Leitung der tactilen Erregungen zuschreibt und die zur Schmerzleitung untauglich sind, jede Art von Reizung mit Schmerz beantworten. Die Beobachtung ist zweifellos richtig, aber die Deutung, dass in dem einen Fall die Hinterstrangfasern selbst die Uebertragung des Reizes zum Gehirn vermitteln und in dem andern Fall die graue Substanz unfähig sei zu einer solchen Thätigkeit, scheint mir nicht richtig zu sein. Sie macht die unbegründete Voraussetzung, dass die Fasern und Zellen des Rückenmarks lediglich Leitungsorgane seien und übergeht vollständig, dass sie auch ein Gewebe darstellen. In den Hintersträngen ist ein sehr entwickeltes Gefässsystem mit Arterien und Gefässnerven vorhanden, die auf Reize in der ihnen entsprechenden Weise reagiren. Hat man die Hinterstränge mit allen ihren Gefässen entfernt, so dass die Hinterhörner zur Untersuchung geeignet sind, so hat man die arteriellen Gefässe, die von hinten an das Hinterhorn treten und die Nerven, die mit ihnen eintreten, zerrissen und eine Reizung der blutleeren grauen Substanz kann aus diesem Grunde ohne Folgen bleiben. Da aber auch bei Vögeln deren graue Substanz in der Lumbargegend frei liegt und nicht von weissen Strängen bedeckt ist, die Unempfindlichkeit nachgewiesen ist, so muss man daran denken, dass die graue Substanz möglicherweise sich ähnlich verhält, wie die früher schon erwähnten Secretionsapparate. Die capillare Anordnung der Gefässe in ihr erinnert vollständig an die, welche man in drüsigen Organen und den Lungen vorfindet. „Ein Netz von sehr feinen und viereckigen Maschen giebt genau die Form des vorderen Horns wieder. Die Nervenzellen verschwinden inmitten dieser Maschen; kaum finden sie darin Platz. Das Hinterhorn zeigt auf der Höhe der gelatinösen Substanz ein schönes Capillarnetz mit von vorn nach hinten verlängerten Maschen. Die weisse Commissur hat ein transversales Netz, die Wurzeln ein solches, das sich in der Richtung der Fasern ausbreitet und die weissen Stränge sehr verlängerte, nach der Richtung der Stränge sich ausbreitende, capillare Maschen." (Farabeuf, Diction. encyclop. de la Med.) Vielleicht ist hierin die Eigenschaft jeder grauen Substanz, im Rückenmark sowohl wie im Gehirn, begründet, gegen directe Reize schmerzunempfindlich zu sein.

Die Unfähigkeit des präparirten Hinterhorns, durch die Reize, mittelst welcher man an andern Theilen des Körpers Schmerz erzeugt, in gleicher Weise erregt zu werden, schliesst aber nicht aus, dass eine Reizung, wenn sie nur lebensfähige Zellen und Fasern des Hinterhorns trifft, in diesen nervösen Theilen eine Erregung hervorbringt. Dabei ist es wohl möglich, dass die experimentell erzeugten Erregungen von den gewöhnlichen sich ihrer Intensität nach unterscheiden, da, wie bekannt, eine Empfindung leichter zu Stande kommt, wenn der Reiz das periphere Ende, als wenn er den Stamm eines sensibeln Nerven trifft. In der That zeigt sich dies, wenn man das Hinterhorn durch einen Stich reizt, — in diesem Falle ist der Effect nicht ganz constant — oder wenn man einen Hinterstrang oder auch Vorderstrang durchschneidet und damit eine Störung der Circulation und Entzündungsvorgänge erzeugt, oder wenn man die Hälfte des Rückenmarks mit der grauen Substanz durchschneidet, ja selbst bei einer einfachen Meningitis spinalis, die gewöhnlich auf der hintern Seite des Spinalcanals sich entwickelt und durch Hyperämie und Transsudat auf die hintere Fläche des Marks reizend wirkt. In allen diesen Fällen wird ein Zustand hervorgebracht, den man nicht als Schmerz bezeichnen kann, der sich aber von ihm nur gradweise unterscheidet. Ein geringer Zuwachs der Reizung, ein unbedeutender chemischer, elektrischer oder mechanischer Reiz auf die peripheren hinter dem Schnitt gelegenen Körpertheile, der unter normalen Verhältnissen keine deutliche Empfindung hervorgebracht hätte, genügt, um die bestehende Hyperästhesie zum deutlichen Schmerz zu steigern. Das heisst mit andern Worten, die Widerstände, welche sich im physiologischen Zustand der centripetalen Leitung entgegenstellen, sind geringer geworden. Man mag die Ursache des Widerstandes, der doch immer vorhanden ist, in einer den Nervenelementen zukommenden Trägheit finden, vermöge deren Reize erst wirksam werden, wenn sie eine gewisse Stärke erreicht haben oder man mag den Widerstand als eine Kraft ansehen, welche der Richtung des Reizeffects entgegengesetzt wirkt, vielleicht in diesem Falle als ein centrifugaler Strom, der aus der Oblongata kommt und durch die centripetale Erregung eine

Verlangsamung erfährt — bei beiden Annahmen wird man dem Schlusse nicht entgehen können, dass die Verminderung des Widerstands als Folge der Reizung des Hinterhorns zu betrachten ist.

Zu Gunsten der Ansicht, dass ein transfugaler Strom durch den Reiz gehemmt wird, lässt sich die Beobachtung anführen, dass mit der Hyperästhesie zugleich eine Erweiterung der Gefässe auf der verletzten Seite, also eine Herabsetzung der vasomotorischen Innervation sich einstellt. Allein mehr als die Erwähnung, dass durch Reizung des Hinterhorns Hyperästhesie und Gefässdilatation hervorgebracht wird, lässt sich über die Entstehung der Erscheinungen nicht sagen. Es ist unbekannt, warum der Zuwachs des Reizes, der zur Auslösung einer Schmerzempfindung nöthig ist, nicht auch von dem gereizten Mark selbst geliefert werden kann, warum die Hyperästhesie und die Dilatation sich auf alle hinter dem Schnitt gelegenen Theile ausbreitet und nicht auf die der verletzten Stelle zugehörigen Nerven beschränkt bleibt. Bevor der anatomische Verlauf der vasomotorischen Nerven und der Gefühlsbahnen im Rückenmark nicht besser bekannt ist als jetzt, wird man sich jeder Vermuthung darüber enthalten müssen.

Die Annahme, dass Hyperästhesie und vasomotorische Lähmung die Folgen der Reizung des Hinterhorns seien, gewinnt an Wahrscheinlichkeit, wenn man die Erscheinungen betrachtet, die bei Entartung desselben beobachtet werden. In diesem Falle hat die Natur gleichsam ein Experiment vorgeführt, das frei von den Einwürfen ist, die man den Veranstaltungen machen kann, die auf eine Reizung abzielen, die aber nie ohne Beeinträchtigung der nächst liegenden Theile bleiben. Die Gliomatose, die sich, wie es scheint, ohne vorausgehende Reizerscheinungen entwickelt, beschränkt sich zuweilen nur auf das Hinterhorn und unter der Zahl der hierher gehörigen Fälle ist ganz besonders die Beobachtung Rossolymos (Arch. f. Psych. Bd. XX.) von hervorragendem Interesse, weil sie einen ganz reinen Fall von Gliomatose des Hinterhorns betrifft und weil das Sectionsresultat in

Uebereinstimmung mit den anatomischen Untersuchungen Edingers steht. Rossolymo fand gliomatose Entartung in dem Cervicaltheil des linken Hinterhorns, Abnahme der Fasern im Seitenstrang und Abnahme der Fasern in der Olivenzwischenschicht und Schleife der gekreuzten Seite. Während des Lebens wurde atonisches Geschwür am linken Vorderarm, röthliche Schwellung am Ulnarande und vollständiger Verlust der Schmerz- und Temperaturempfindung beobachtet. Aber auch in den Fällen, wo Theile des Vorderhirns und der nächstliegenden Hinter- und Seitenstränge mit ergriffen waren, kann nach einer Analyse von Fr. Schulze für die Aufhebung der Schmerzempfindung und die vasomotorische Störung nur der Schwund des Hinterhorns verantwortlich gemacht werden, während die in einzelnen Fällen beobachtete Störung der Motilität und der tactilen Empfindung aus einer Betheiligung der Pyramiden und Hinterstränge und der Muskelschwund aus einer Poliomyelitis anterior abzuleiten sei.

Die Apparate für die Schmerzleitung und die Gefässinnervation leiden also bei dieser Affection des Hinterhorns zusammen; allerdings nicht in gleichem Grade. Die vasomotorische Lähmung hat nie dieselbe Intensität wie die partielle Empfindungslähmung; sie kann aber auch aus dem Grunde nicht so vollständig sein, weil die einzelnen Segmente des Marks unter einander in Verbindung stehen, weil von höher und tiefer gelegenen gesund gebliebenen Wurzeln und Ganglienzellen noch immer eine, wenn auch mangelhafte Erregung der vasomotorischen Zellen des Vorderhorns möglich ist und weil in den auf- und absteigenden Zweigen des Grenzstranges gleichsam eine Reserve für die Gefässinnervation sich findet. Verloren geht desshalb nicht jeder nervöse Einfluss, sondern nur der äusserst fein eingerichtete Apparat für die Vertheilung des Bluts in der betroffenen Körperregion, von dem die normale Ernährung der Gewebe abhängt und der durch die Erregungen, die ihm auf der Bahn der hintern Wurzeln zufliessen, in Thätigkeit gesetzt wird. Es erklärt diese Auffassung, die ungewöhnliche Reaction der Gefässe auf äussere Reize, die Neigung zu eitrigen Entzündungen bei geringfügigen äusseren Veranlassungen, die ungemein verzögerte Restitution der befallenen Gewebe, die Degeneration des Epidermisgewebes, lauter Erscheinungen die für die Syringomyelie als charakteristisch bezeichnet werden.

Die Schmerzempfindung wird aber in höhcrem Grade beeinträchtigt als die Gefässinnervation, weil das Zwischenglied fehlt, das die Fasern der sympathischen Ganglien mit denen des Vorderseitenstrangs und dem Gehirn verbindet.

6. Wenn die Deutung der Erscheinungen von Hyperästhesie und Analgesie richtig ist, wenn die Reizung der Bahn, die von den Grenzganglien zu den Vorderseitensträngen zieht, bewirkt, dass schwache peripherische Reize abnorm stark empfunden werden und die Unterbrechung dieser Bahn die Empfindung für Schmerz erregende periphere Einflüsse aufhebt, die tactile Leitung aber unverändert lässt, so folgt daraus weiter, dass zwischen Grenzganglien und Peripherie eine Bahn vorhanden sein muss, die sich von der tactilen Leitungsbahn unterscheidet. Dieselbe müsste aus den Grenzganglien durch die Rami communicantes zu den spinalen Nervenstämmen ziehen und mit diesen peripherwärts sich ausbreiten. Leider lässt sich für diese Voraussetzung eine anatomische Begründung nicht geben, da die innige Vermischung von tactilen motorischen und sympathischen Fasern in dem gemeinsamen Nervenstamm eine Isolirung der einzelnen Faserngattungen nicht zulässt. Man ist desshalb darauf angewiesen, die Erfahrungen, welche man über die Function der efferenten Fasern der Grenzstrangganglien auf anderem Wege gemacht hat, hier zu Grunde zu legen.

Lässt man die Theile des Sympathicus, welche Fasern zu dem Herzen und den Organen des Unterleibs senden, unberüksichtigt, weil diese Organe theils durch die in ihrem Gewebe eingestreuten Ganglien eine Sonderstellung einnehmen, theils aus später noch zu erörternden Gründen sich in ihrer Beziehung zum Sympathicus anders verhalten als die Körpertheile, zu denen sympathische Fasern aus den spinalen Nerven gelangen, so herrscht darüber Uebereinstimmung, dass in diesen letztern nur Fasern für die Gefässverengerung, Gefässerweiterung und für die Schweisssecretion vorhanden sind. In Betreff der vasodilatatorischen und secretorischen Fasern ist es aber nicht sicher, dass sie mit den Grenzganglien in Verbindung stehen. Ein Theil dieser Nerven zieht direct aus dem Rückenmark mit den motorischen Fasern zur Peripherie. Es wäre möglich, dass der andere Theil den Sympathicus nur als Weg benutzt, um zur Peripherie zu gelangen. Ihre Function ist eine so specifische, ihr Ausbreitungsgebiet an den Drüsenzellen und an den die Hemmung der Gefässinnervation besorgenden Ganglienzellen ein so beschränktes, dass man nicht daran denken kann, sie mit der Leitung von centripetalen Erregungen aus den verschiedensten Körpertheilen in Verbindung zu bringen.

Ganz anders verhalten sich die aus den Grenzganglien kommenden vasomotorischen Fasern. Sie verbreiten sich mit den Gefässen an allen Theilen des Körpers, sie besitzen einen fortwährenden Tonus, der den vasodilatatorischen und secretorischen Fasern abgeht, und da sie wie alle Nerven das Vermögen der doppeltsinnigen Leitung haben, so verstösst die Annahme, dass sie sowohl zur Leitung von centrifugalen Erregungen aus dem Rückenmark als auch zur Leitung von centripetalen Erregungen aus der Peripherie geeignet seien, nicht gegen die physiologischen Erfahrungen. Man müsste sich dann vorstellen, dass wie am centralen Ende der vasomotorischen Bahn durch Einschaltung der sympathischen Ganglien eine Spaltung in vordere und hintere Wurzelfasern stattfindet, so auch in der Peripherie durch Einschaltung von peripherischen Ganglien eine Spaltung erzeugt wird, wodurch eine Endfaser zu einem arteriellen Gefäss und die andere zu dem Gewebe, von dem die centripetale Erregung ausgeht, gelangen kann.

Es ist vollkommen richtig, dass der anatomische Nachweis

des Zusammenhangs zwischen Gefässnerven und Gewebsnerven fehlt. Aber ebenso unsicher ist die bisherige Annahme, dass die sogenannten sensibeln Nerven der unter der Epidermis, in den Muskeln, Sehnen, Knochen gelegenen Theile Abkömmlinge der tactilen Hautnerven seien. Es dürfte sogar viel schwieriger sein, sich eine Verbindung dieser zwei Fasergattungen vorzustellen, als eine Theilung der überall vorkommenden vasomotorischen Nerven, in deren Verlauf Ganglienzellen sich befinden, die nach allgemeiner Annahme die Centren eines Reflexbogens sind.

Was aber zur Annahme einer Verbindung der Gewebsnerven mit den vasomotorischen zwingt, ist die Beobachtung, dass Reizungen der Gewebe gerade die spinalen Centren erregt, die als Fortsetzungen der sympathischen Fasern der Hinterwurzel beschrieben wurden. Es sind dies die vasomotorischen Zellen des Vorderhorns und die Fasern der Vorderseitenstränge, die von Edinger als Gefühlsbahnen bezeichnet wurden. Eine Erregung dieser Centren muss sich als Aenderung der bestehenden vasomotorischen Innervation und als Gefühlsäusserung kundgeben. Das gleichzeitige Auftreten beider Erscheinungen ist demnach für das Vorhandensein einer Nervenbahn, die aus dem Gewebe zu den Grenzganglien und von da durch die hintern Wurzeln zu dem Rückenmark zieht, ebenso charakteristisch, wie eine Sinnesempfindung ein Beweis dafür ist, dass aus dem sensorischen Endapparat ein specifischer Sinnesnerv zu dem dazu gehörigen Centrum führt und da sensible efferente Zweige der Grenzganglien nicht bekannt sind, so muss der vasomotorische Nerv für eine Strecke des Verlaufs als centripetale Leitungsbahn eintreten. Die fragliche Nervenstrecke hat dieser Auffassung zufolge, die Eigenschaften eines centrifugalen Nerven, wenn die Erregungen von Seiten des Rückenmarks nach der Peripherie verlaufen und die Eigenschaften eines centripetalen, wenn Erregungen aus der Peripherie an irgend einer Stelle, welche höchst wahrscheinlich durch das Einschalten einer Ganglienzelle bestimmt ist, auf ihn treffen und den Ablauf der fortwährenden centralen Erregungen hindern.

Die Beobachtungen, auf welche dieser Schluss gegründet ist, das gleichzeitige Auftreten von Modificationen der Gefässinnervation und von Gefühlsäusserung lassen sich bei allen Organen und bei Anwendung der verschiedenen Reizstärken machen. Bisher habe ich nur auf die Gefühlsäusserung geachtet, die durch starke Reize in den verschiedensten Organen auftritt, den Schmerz. Aber neben ihm und gleichzeitig damit zeigt sich auch eine Gefässstörung. Man hat experimentell durch schmerzhafte Einflüsse nicht nur den Rhythmus des Herzens, sondern auch die Spannung der Gefässe verändern können und in pathologischen Fällen hat man Verengerung der peripheren Gefässe, Blässe der Haut, Ischämie des Gehirns und anderer Organe bei intensiv eintretendem Schmerz beobachtet. Auch Erweiterung von Gefässen an Körpertheilen, die von dem Sitz des Schmerzes entfernt liegen, hat man gesehen, so dass es fraglich erscheinen kann, ob der Schmerz und die Gefässänderung aus einer und derselben Ursache abgeleitet werden könne. Wenn man jedoch bedenkt, wie viele Factoren bei der Entstehung der circulatorischen Störungen wirksam sein können, die Grösse des Reizes, der Grad der Erregbarkeit der centralen Apparate, der Einfluss des Blutdrucks auf die Herznerven, die noch unbekannte Wirkungsweise der vasodilatatorischen Centren und die Bedeutung, welche heftige psychische Erregungen auf die Circulation haben, so wird man auf eine Erklärung der einzelnen Erscheinungen vorerst verzichten müssen, aber man wird die Thatsache nicht übergehen können, dass die Veranlassung zum Schmerz zugleich die der Vorgänge ist, welche in dem vasomotorischen centralen Theil sich abspielen.

7. Der Schmerz ist aber nicht die einzige Leistung des eben beschriebenen, scharf bestimmten Faserzugs. Man würde sich mit allen unsern Anschauungen über das Wesen des Organismus in Widerspruch setzen, wenn man sich vorstellen wollte, dass eine so deutlich angelegte und so fein gegliederte nervöse Einrichtung nur für den Zweck der Leitung von Schmerzen be-

stimmt, dass eine Nervenbahn vorhanden sei, die nicht für einen physiologischen Zweck geschaffen, bei manchen Individuen niemals während des Lebens in Function trete und zudem für die Erhaltung des Lebens zwecklos sei. Schmerznerven anzunehmen, scheint mir desshalb ebenso unphysiologisch zu sein, als wenn Einer, weil er einmal bei einem Schlag auf das Auge Blitzerscheinungen sah, besondere Blitznerven annehmen wollte. Der Schmerz ist, wie allgemein angenommen ist, eine richtig pathologische Erscheinung, das heisst, eine Aeusserung einer physiologischen Function unter ungewöhnlichen Bedingungen. Die Richtigkeit dieser Definition wird nicht etwa umgestossen, weil der Sprachgebrauch*) für diese pathologische Aeusserung einen besonderen Namen gewählt hat. Er bezeichnet eben nur eine Empfindung von besonderer Intensität, wie sie unter physiologischen Verhältnissen nicht vorkommt, genau so wie man eine sehr intensive Muskelzusammenziehung als Krampf bezeichnet. Die physiologische Erscheinungsform der sympathischen Fasern im Vorderseitenstrang ist, allgemein ausgedrückt, eine Empfindung, die sich nicht näher beschreiben lässt, die aber dadurch sich auszeichnet, dass sie in ihrer Qualität von den Sinnesempfindungen, die sich auf das Empfinden von äusseren Gegenständen oder objectiven Bewegungen beziehen, wesentlich verschieden ist. Zum Unterschied von den eigentlichen Sinnesempfindungen hat man sie als Gefühl bezeichnet.

Solche Gefühle treten nun stets bei Einwirkung physiologischer Reize auf die einzelnen Organe, bei jeder Thätigkeit derselben auf. Sie zeigen sich um so deutlicher, je grösser die Thätigkeit oder was gleichbedeutend ist, je grösser die Umsetzung chemischer Spannkräfte in Arbeit und Wärme ist. Am

---

*) Das Wort Schmerz stammt nach Bopp (Glossarum camparat. linguae sanscritae 1867) von smar, das meminisse, recordari und als Causale, facere ut quis recordetur, bedeutet; althochdeutsch smerzo und smerza proprie quod facit, ut quis sciat, sentiat.

auffallendsten beobachtet man dies an dem Organ, welches vielleicht die Stätte des grössten Stoffwechsels ist, in den Muskeln. An ihnen hat man bekanntlich zwei Arten von Empfindungen zu unterscheiden; das Innervationsgefühl, Muskelsinn, Kraftsinn und das Muskelgefühl im engern Sinne. Der Muskel- und Kraftsinn, der den Act der Zusammenziehung begleitet und uns über Umfang und Kraft derselben belehrt, beruht aller Wahrscheinlichkeit nach auf besonderen nervösen Endapparaten, die in den Sehnen, Bändern und Gelenkflächen ihren Sitz haben. Das Muskelgefühl hingegen zeigt sich nicht nur während der Contraction, auch des unbelasteten Muskels, sondern auch nach Ablauf derselben im Zustand der Ermüdung, als angenehme oder unangenehme Empfindung. Mässige Bewegung wie mässige Ermüdung gehören selbst zu unsern angenehmsten Gefühlen. Es ist häufig von so geringer Intensität, dass es der Aufmerksamkeit entgehen kann, häufig verursacht es aber den heftigsten Schmerz wie im Wadenkrampf. Duchenne hat sogar versucht, die Grösse derselben mittelst des faradischen Stroms zu messen; es wächst und fällt mit der Stärke des Stroms oder mit andern Worten, es ist von der Stärke der Contraction abhängig, welche durch den Strom erzeugt wird und da die Contraction das Resultat der Umwandlung chemischer Kraft in Arbeit ist, so wird eigentlich durch die Intensität des Gefühls nur die Grösse der chemischen Umsetzung gemessen.

Es entspricht dieser Auffassung über die Entstehung der subjectiven Gefühle, dass Organe, deren Stoffwechsel ein sehr geringer ist, sich nicht oder kaum durch Gefühle bemerkbar machen. In den Sehnen, Bändern und Knochen muss die Thätigkeit schon sehr lange gedauert oder äusserst intensiv eingesetzt haben, damit ein Gefühl entstehe und in diesem Fall geht es meistens rasch in Schmerz über. Hingegen verursacht die Thätigkeit nervöser Apparate sehr rasch und sehr deutlich Gefühle eigener Art. Die geistige Arbeit gewährt nicht nur eine Befriedigung, sondern ist auch mit dem Gefühl der Lust verbunden. Erst wenn sie zu lange Zeit währt oder wenn besondere Veranlassungen den Ablauf der normalen Vorstellungen stören und heftige Gemüthsbewegungen entstehen, stellt sich Unbehagen, Ermüdungsgefühl und Eingenommenheit des Kopfs und häufig ein wirklicher Schmerz ein. Solche Gefühle entstehen auch, wenn die Hirnsubstanz durch andere Reize und Circulationsstörungen beeinflusst wird. Es lassen sich jedoch derartige Erfahrungen nicht weiter verwerthen, weil unsere Kenntnisse über den Stoffwechsel im Gehirn und über seine Ermüdungserscheinungen noch ganz im Dunkeln sich befinden.

Mehr lässt sich über die Gefühle sagen, die bei der Thätigkeit der Sinnesorgane sich einstellen. Man hat denselben eine besondere Aufmerksamkeit gewidmet, weil man immer anerkennen musste, dass neben der Qualität und Intensität der Empfindung noch ein drittes Moment dabei auftritt, das als sinnliches Gefühl beschrieben, als angenehm oder unangenehm von uns empfunden wird. Bisher konnte man über seine Entstehung keine andere Erklärung geben, als dass es ein subjectives Moment sei, das jeder Sinnesempfindung anhafte, das aber nicht von dem Zustand des betroffenen Organs abhänge, sondern ein Product der Reflexion sei. Es sei kein elementarer Vorgang, sondern entstehe erst, wenn die Empfindung bewusst werde, als Product der Wahrnehmung, wenn die Trennung unsres Ichs von den äusseren Gegenständen deutlich geworden sei. Man muss das Gefühl aus einer Beziehung der Sinnesempfindung zum Bewusstsein entspringen lassen, so lange man in dem Sinnesorgan nur einen, aus einer specifischen Sinnesfläche, einem Leitungsnerven und dazu gehörigen Centrum, bestehenden Apparat sieht, der die Umsetzung der äusseren Kraft in Nervenerregung vermittelt und diese Erregung zum Bewusstsein bringt. Aber wie jedes Instrument ist auch das Sinnesorgan aus einem Material gebildet, das beim Gebrauch sich abnutzt. Von anorganischen Instrumenten unterscheidet es sich jedoch dadurch, dass durch den Stoffwechsel die verbrauchten Substanzen wieder ersetzt werden. Für diesen Zweck der Ernährung enthält dasselbe besondere Blutgefässe und Nerven, wie der Muskel und es ist desshalb kein Grund vorhanden, das sinnliche Gefühl aus einer andern Ursache entstehen zu lassen als das Muskelgefühl. Dass dies sich in der That so verhält, zeigt sich recht auffallend, wenn man die einzelnen Sinnesorgane auf ihren Einfluss hinsichtlich des Zustandekommens der sinnlichen Gefühle betrachtet.

Das Verhalten des Tastsinnes behalte ich mir für eine spätere Auseinandersetznng vor und erwähne hier zuerst, dass bei denjenigen Sinnesorganen, deren spezifische Thätigkeit auf einer chemischen Wirkung beruht, bei Geruch und Geschmack die eigentlichen Sinnesempfindungen fast ganz in den Hintergrund treten gegenüber dem sinnlichen Gefühl und dass wir dieselben von vorneherein zu den Lust- oder Unlustgefühlen rechnen. Es gehört schon eine grosse Verdünnung der einwirkenden Substanz dazu, um eine eigentliche Sinnesempfindung zn erhalten, die natürlich angenehm ist. Aber da die Grenze des adäquaten Reizes sehr gewöhnlich überschritten wird, so tritt alsbald eine Zersetzung der Sinneszellen ein und diese macht die Empfindung des Unangenehmen.

Die Lichtempfindung, die durch photochemische Vorgänge in der Retina veranlasst wird, ist eine angenehme, so lange die Intensität des Reizes eine mässige ist, vielleicht auch, weil ein steter Wechsel der lichtempfindenden Netzhautflächen stattfindet, Sie wird aber unangenehm und schmerzhaft, wenn die Intensität des Reizes eine sehr grosse ist oder wenn durch mässige, aber langdauernde Reize eine Summation ihrer Wirkungen hervorgebracht wird. In diesen letzteren Fällen ist der Verbrauch der chemischen Substanzen ein so bedeutender und der Wiederersatz ein so langsamer, dass der nervöse Endapparat vorübergehend oder dauernd seine spezifischen Eigenschaften verliert. Das ist, wie mir scheint, eine bessere Erklärung des Vorganges als die Annahme, dass die subjective Empfindung die objective aus dem Bewusstsein verdränge, eine Annahme, welche durch Erfahrung nicht gestützt werden kann und keine Erklärung, sondern nur eine Umschreibung der Thatsache ist, dass wir durch sehr intensives Licht vorübergehend oder dauernd geblendet werden können.

Es entspricht dann vollständig dieser Auffassung der sinnlichen Gefühle, dass das Gehör, welches für Vermittlung mechanischer Eindrücke eingerichtet ist, kein deutliches Gefühl hervorbringt. Was man mit diesem Namen bezeichnet hat, ist verschieden von den angenehmen oder unangenehmen Gefühlen der andern Sinnesorgane und gehört in die Klasse der höheren ästhetischen Gefühle, der Gemüthsbewegungen und Stimmungen, welche auf Vorstellungen beruhen und nur mittelbar mit den Sinnesempfindungen verknüpft sind.

Alle diese Erfahrungen berechtigen zu dem Schlusse, dass die durch die Thätigkeit veranlasste chemische Umsetzung der verschiedenen Gewebe die Ursache der Gefühle ist. Dieselbe Ursache hat aber auch gleichzeitig eine Wirkung auf die Circulation. Bei Einwirkung schwacher Reize mag diese Wirkung sehr schwer nachzuweisen sein, bei starken Reizen hingegen fehlt eine Aenderung des mittleren Blutdrucks nie. Der Nachweis fehlt allerdings auch nicht vollständig bei schwachen Reizen, da man beobachtet hat, dass schon die Auflösung eines Rechenexempels eine Schwankung des Mitteldrucks erzeugte. Die Angaben über die Veränderungen desselben lassen sich freilich noch nicht unter ein einfaches Gesetz bringen. Man hat Schwankungen in positivem und negativem Sinne gesehen. Sicher scheint jedoch zu sein, dass nur ganz gewisse Einflüsse grössere Schwankungen zur Folge haben und dass bei normalem Ablauf der Lebenserscheinungen dieselben von kurzer Dauer sind und sich sehr rasch der mittlere normale Druck wiederherstellt. Dies ist um so merkwürdiger, weil während der Thätigkeit der Organe eine Erweiterung ihrer Gefässe zu Stande kommt. Der mittlere Blutdruck müsste in Folge hiervon fallen, wenn nicht andere arterielle Gebiete sich verengern und dadurch derselbe auf constanter oder

6*

wie man sich vorsichtig ausdrückt, auf nahezu constanter Höhe erhalten würde.

Der Zweck dieser Einrichtung, von der der regelmässige Stoffaustausch zwischen Blut und Gewebe, die normale Ernährung des ganzen Körpers abhängt, ist einleuchtend, aber die Kenntniss der feinern Einzelnheiten bei diesem Vorgang lässt noch viel zu wünschen übrig. Der Zusammenhang der einzelnen Gefässprovinzen unter einander, die Bedingungen, welche den Antagonismus zwischen peripherem und visceralem Gebiete hervortreten lassen und die Function der Vasodilatatoren wachrufen, sind uns noch grösstentheils unbekannt. Wir kennen streng genommen nur den Anfang des Vorgangs, die Thätigkeit des Organs mit der durch diese erzeugten Hyperämie und das endliche Resultat, die Erhaltung des mittleren Blutdrucks. Wie auch die Zwischenglieder sich gestatten mögen, jedenfalls ist die ursprüngliche Hyperämie der Hebel zur Auslösung der Vorgänge, die vom Rückenmark aus auf die Gefässe einwirken, um den Blutdruck constant zu erhalten. Wenn es richtig ist, dass die Hyperämie durch Hemmung in dem Ablauf des tonischen vasomotorischen Stroms zu Stande kommt, dass in Folge hiervon eine Stauung bis zu den Grenzganglien sich entwickelt, wenn man sich vergegenwärtigt, dass von diesen Ganglien aus eine Bahn durch die hinteren Wurzeln zum Rückenmark zieht, wo sie sich meridional verbreitet, Verbindungen mit den auf gleicher Höhe und mit den höher oben und tiefer unten gelegenen Vorderhornzellen eingeht und durch die Vorderseitenstränge mit den vasomotorischen Centren in der Oblongata im Zusammenhang steht, und wenn man weiter in Betracht zieht, dass jeder der Rami communicantes bei seiner Verbindung mit dem Grenzstrang in ein aufsteigendes und ein absteigendes Bündel sich spaltet und eines oder mehrere Ganglien durchsetzt, ehe es sich peripher abzweigt, wenn man alle diese anatomischen Verhältnisse berücksicht, dann kann man nicht daran zweifeln, dass hier ein äusserst fein gegliederter Mechanismus vorliegt, der die Bedingungen dafür in sich enthält, dass sobald eine Erweiterung oder eine Verengerung der Gefässlichtung in einem Gebiet auftritt, sofort Einflüsse thätig werden, die in entgegengesetztem Sinne wirksam werden. Zur Bethätigung dieses Mechanismus genügt eine Reizung an irgend einer Stelle des Verlaufs eines vasomotorischen Nerven. Die Annahme, dass bei den einfachsten Vorgängen das Eingreifen der verschiedensten Nervengattungen nöthig sei, dass z. B. bei einer willkürlichen Muskelcontraction mit der motorischen Faser zugleich ein vasodilatatorischer Nerv gereizt wird, dass dann ein sensibler Nerv das Muskelgefühl zum Bewusstsein bringt und weiterhin vasoconstrictorische Nerven zur Ausgleichung der Gefässstörungen in Erregung versetzt werden, ist überflüssig. Die Einrichtungen von vasomotorischen Nerven wirken viel mehr wie ein Apparat zur Selbststeuerung, wie der Vagus bei der Respiration und der Depressor bei der Herzthätigkeit. Sie geben uns ein Mittel an die Hand, eines der hauptsächlichsten Merkmale des organischen Körpers zu verstehen, wie bei aller Selbstständigkeit der einzelnen lebenden Organe und Gewebe eine gegenseitige Abhängigkeit besteht und wie, vorausgesetzt dass die Säftemischung die normale ist, ein Gleichgewicht der Functionen sich herstellt, das wir in dem Bild der Gesundheit zusammenfassen und mit dem Gefühl des Wohlbefindens an uns wahrnehmen.

Wenn man nun sieht, dass die physiologischen Stoffwechselvorgänge, die in Folge der Thätigkeit der Organe in den Geweben zu Stande kommen, ein subjectives Gefühl und eine Aenderung der vasomotorischen Innervation hervorbringen und die weitere Beobachtung macht, dass starke pathologische Reize, die die Gewebe treffen, Veränderungen des eignen Leibs, wie man sie auch genannt hat, ebenfalls eine Aeusserung des Gefühls veranlassen und zugleich einen Einfluss auf die bestehenden Circulationsverhältnisse ausüben, wenn also in beiden Fällen der periphere Endapparat und der centrale Aufnahmsapparat die gleichen sind, dann muss man zugeben, dass ihrer Qualität nach die Empfindungen, die aus schwachen und aus starken Reizen hervorgehen, die gleichen sind und dass nur hinsichtlich ihrer Intensität ein Unterschied bestehen kann. Wie in allen Sinnesgebieten nimmt auch hier die Intensität der Empfindung mit der Stärke der Reizbewegung zu und ab. Sie schwankt zwischen dem einfachen, kaum merklichen subjectivem Gefühl und dem heftigsten Schmerz.

Der Schmerz ist desshalb nicht, wie man zuweilen annahm, die höchste Steigerung der Empfindung eines Sinnesorgans, sondern die intensivste Empfindung, welche in dem vasomotorischen Nerven auf die stärksten Reize erfolgt.

Schliesslich muss ich noch auf die früher gestellte Frage zurückkommen, ob nämlich die Erfahrungen, die man an den mit dem Grenzstrangganglion in Verbindung stehenden vasomotorischen Nerven gemacht hat, auch am Kopfe und Unterleib Geltung haben. Für das Kopfgebiet lässt sich diese Frage mit grosser Wahrscheinlichkeit bejahen. Denn aus dem Ganglion cervicale supremum und dem N. caroticus zweigen sich nicht nur Verbindungsfäden für alle Hirnnerven, mit Ausnahme des Olfactorius, Ophthalmicus und Acusticus, ab sondern auch Gefässzweige, die mit der Carotis interna, insbesondere mit der Art. cerebral. anterior und media verlaufen. Ausserdem ist man berechtigt, das Ganglion sphenopalatinum als ein Ganglion des Grenzstrangs zu betrachten, mit dem es durch den Nerv. petrosus profundus major zusammenhängt, während der Nerv. petrosus superficialis major und der Nerv. sphenopalatinus als seine Rami communicantes sich darstellen. Zu dem Ganglion ciliare und dem Gangl. oticum treten ebenfalls sympathische Fasern, die als Wurzeln bezeichnet werden; doch ist über ihre Beziehung zu dem Grenzstrang Nichts bekannt.

In dem Splanchnicusgebiet hingegen scheinen die Verhältnisse verschieden von denen des Kopfs zu sein. Es wurde schon früher erwähnt, dass eigentliche Schmerzen in den drüsigen Organen des Unterleibs nicht vorkommen, dass nur bei entzündlichen Reizungen des interstitiellen Gewebes und der Serosa

Schmerzempfindungen ausgelöst werden. Ein andrer Gegensatz zwischen Splanchnicus und den Nerven des Grenzstrangs besteht darin, dass im Zustand der Thätigkeit der Drüsenzellen sich zwar eine beträchtliche Hyperämie einstellt, aber unter normalen Verhältnissen kein Gefühl wahrgenommen wird. Im Zustand der Ruhe, wo der Magen und der Darm blutleer sind, tritt hingegen ein Gefühl auf, das wir als Appetit oder Hunger bezeichnen. Wenn auch über die Entstehung dieser Gefühle unsre Kenntnisse noch sehr unvollkommen sind, so ist aber doch im Vergleich zu den Beobachtungen an den peripheren Organen, der Unterschied zwischen der Wirkung der Hyperämie und Anämie sehr auffallend und ein Zeichen dafür, dass der Antagonismus in dem Verhalten der visceralen und peripheren Circulation sich auch in der Empfindungssphäre kund giebt.

Der Splanchnicus besitzt aber auch keine anatomische Verbindung mit den Bahnen, deren Reizung Gefühl verursacht. Er geht, wie früher schon erwähnt, an den Grenzganglien vorbei, ohne sich mit ihnen zu vermischen. Eine Beziehung seiner Fasern zu den sympathischen Fasern der hintern Wurzeln, dem Hinterhorn und den daraus entspringenden Nerven besteht nicht. Eine centripetal in dem Splanchnicus verlaufende Erregung kann diese Theile nicht treffen. Das Fehlen jeglichen Gefühls bei Eintritt einer activen Hyperämie in dem Gebiete des Splanchnicus scheint mir desshalb ein Grund mehr dafür zu sein, dass die mitgetheilte Hypothese über die Leitung Schmerz erregender Einflüsse richtig ist. Dies steht nicht in Widerspruch mit der Beobachtung, dass Reizung des Stamms des Splanchnicus und der grossen Bauchganglien schmerzhaft ist. Denn es ist nicht bewiesen, dass die Fasern dieses Nerven selbst schmerzleitend sind und es ist nicht ausgeschlossen, dass ihre Empfindlichkeit von den Fasern abhängt, die dem Stamm und den grossen Ganglien des Bauchs aus den sympathischen Ganglien des Grenzstrangs zukommen.

II. Temperaturempfindung.

Unter den Symptomen, welche aus der Entartung des Hinterhorns abgeleitet werden können, habe ich neben der Störung der Schmerzleitung und der Gefässinnervation noch ein drittes erwähnt, dessen Beziehung zur grauen Substanz bisher nicht klar gelegt wurde. Eine Herabsetzung oder Aufhebung der Temperaturempfindung war in allen bis jetzt veröffentlichten Fällen von Syringomyelie beobachtet worden und allen Angaben nach war das Verhalten der Temperatur- und Schmerzempfindung bezüglich des Grads der Herabsetzung stets das gleiche.

Diese Uebereinstimmung habe ich lange Zeit als einen unanfechtbaren Beweis gegen die Richtigkeit der vorher mitgetheilten Schmerztheorie gehalten. Denn wenn die Ansicht der Physiologen, wonach die Temperaturempfindung eine Leistung der Tastnerven ist, sich als richtig erweist, dann bleibt es vollkommen unverständlich, wie bei einer Erkrankung, bei welcher der Voraussetzung nach nur Nerven betroffen sein sollen, die von den Tastnerven verschieden sind und mit ihnen keine Verbindung haben, eine Störung in der Function der letztern eintreten kann. Entweder, musste ich schliessen, ist meine Hypothese falsch und die alte Theorie der Leitung von Schmerz- und Temperaturgefühlen bleibt zu Recht bestehen oder aber, wenn meine Theorie der Schmerzleitung, welche die Erfahrungen in befriedigender Weise erklärt, richtig ist, muss die physiologische Lehre über den Temperatursinn Lücken haben, welche die Erklärung der beobachteten Erscheinungen unmöglich machen.

An die zweite Möglichkeit musste man schon bei der Betrachtung der Symptome bei Syringomyelie denken, weil hier nicht die gesammte Function der Tastnerven eine Störung erleidet, sondern nur eine theilweise Aufhebung derselben beobachtet wird, das Temperaturgefühl geschädigt ist und die Tastempfindung normal bleibt. Diese Erscheinung lässt sich nicht mit der Ansicht vereinigen, dass die Tastnerven die Wahrnehmungen des Drucks und der Temperatur vermitteln, ausser man müsste die weitere Annahme machen, dass irgend wo im Centralorgan ein Apparat vorhanden sei, der gleichsam mit Bewusstsein die zwei verschiedenen Reizqualitäten unterscheiden könnte und jedem einzelnen seinen Weg zur Psyche anzuweisen im Stande wäre.

Es ist ferner nicht als eine Empfehlung der bisherigen Ansicht zu betrachten, dass manche Physiologen, welche für Druck und Wärmereiz die gleiche Nervenleitung annehmen, nach dem Vorgange von Blix und Goldscheider für die Empfindung von Druck, Wärme, Kälte und Schmerz vier von einander geschiedene Fasern in der Peripherie festsetzen, die nach dem Gesetz der isolirten Leitung selbstverständlich bis zum Centrum getrennt verlaufen müssten. Es wäre dies eine Einrichtung, welche in sehr einfacher Weise die verschiedenen Qualitäten der Empfindung, die von der Haut aus entstehen können, erklären würde. Vielleicht müsste man noch den Zusatz machen, dass für die Empfindung des Zugs, die von der Druckempfindung sich unterscheidet, noch ein fünfter Nervenfaserzug vorhanden sei. Es ist nur schade, dass für die Aufstellung dieser vier Nervengattungen jede anatomische Grundlage fehlt, dass dieselbe das Resultat einer Abstraction ist, die man nicht einmal auf dem Wege der Ausschliessung der verschiedenen andern Möglichkeiten wahrscheinlich zu machen versucht hat. Der Verzicht auf einen anatomischen Nachweis ist dabei um so auffallender, als gerade der negative Ausfall aller anatomischen Bestrebungen, einen Doppelapparat für Druck- und Temperaturempfindung nachzuweisen, in früherer Zeit einer der Gründe war, die Zusammengehörigkeit beider zu einer Nervengattung zu behaupten.

Ein zweiter Grund für die Annahme einer einzigen Bahn für die Leitung beider Empfindungen verdient eine grössere Beachtung, schon wegen des Namens des Physiologen, der darauf aufmerksam gemacht hat. E. H. Weber beobachtete, dass ein kalter Gegenstand schwerer erscheint als ein warmer von gleich grossem Gewicht und deutete dieses als eine Interferenzerscheinung. Diese Auffassung setzt aber die Annahme voraus, dass durch Druck und Wärme (oder Kälte) die gleiche Art von Bewegung erzeugt wird, dass sich dabei gewissermaassen Wellenberge und Wellenthäler bilden, die sich gegenseitig verstärken und aufheben können. Die Wärme würde demnach nur als eine Art von Bewegung wirksam werden, die sich direct auf die Nervenendorgane überträgt, etwa so wie dies Tyndall (Wärme S. 83) beschreibt: „Es sind die Einwirkungen, die wir von erwärmtem Dampf oder Luft erfahren, dem Stoss der Gasatome zuzuschreiben. Sie erregen die Nerven in der ihnen eigenthümlichen Weise; die Nerven leiten die Bewegung zum Gehirn und das Gehirn erklärt sie für Wärme“.

Wenn dies richtig wäre, so müsste ein und derselbe Temperaturgrad stets die gleiche Empfindung hervorbringen, da ja die geleistete Arbeit gleich der Wärmemenge sein müsste. Dies ist aber bekanntlich nicht der Fall. Es ist leicht festzustellen, dass derselbe äussere Wärmereiz bald warm, bald kalt erscheint oder selbst gar keine Empfindung auslöst. Unter gewissen Bedingungen empfindet z. B. die Haut Wasser von 25° C. als kalt, unter andern Bedingungen als warm. Diese und ähnliche aus der Physiologie bekannten Erscheinungen haben zu der Ueberzeugung geführt, dass ausser der äusseren Wärme noch ein anderer Factor wirksam sein muss, der in der Haut selbst liegt und Hering sah sich desshalb veranlasst, einen thermischen Apparat anzunehmen, der wie die Haut eine bestimmte, an verschiedenen Stellen der Haut verschiedene und unter gewissen Bedingungen wechselnde Eigentemperatur besitze, welche letztere sich leicht äussern Einflüssen adaptire und nur bei Aenderungen ihrer Grösse eine Empfindung erzeuge. Es soll dann weiterhin jeder Temperaturreiz, welcher eine Empfindung hervorbringt, in demselben Maasse, als er die Empfindlichkeit des thermischen Apparats für die Reizung gleicher Art herabsetzt, zugleich die Disposition zur Erzeugung der gegensätzlichen Empfindung (warm und kalt) erhöhen, also die Erregbarkeit für die entgengesetzten Temperaturen steigern. (Handb. der Phys. Bd. III. p. 439.)

Man sieht sehr leicht, dass dies keine Theorie des Temperatursinns, sondern nur eine Umschreibung der Erscheinungen ist. Sie sagt nur aus, dass unter dem Einfluss von äusserer Wärme oder Kälte die Eigentemperatur des thermischen Apparats eine Aenderung erleidet, so dass sie höher oder niedriger wird als vorher. Sie giebt uns ausserdem keinen Aufschluss über die Beschaffenheit des thermischen Apparats und wenn diese Bezeichnung nichts Andres bedeutet als die Haut, so ist die ganze Auseinandersetzung überflüssig, weil nach physikalischen Gesetzen das Bestreben der Wärme in jedem Fall von selbst dahin gerichtet ist, Temperaturdifferenzen auszugleichen. Die Temperatur der Haut muss sich unter dem Einfluss von Wärmereizen stetig ändern, bis das Gleichgewicht hergestellt ist, bis die Wärmezufuhr und Wärmeabfuhr in jedem Momente einander gleich sind. Man hat diese Gleichgewichtslage, die wegen der wechselnden Blutmengen in bestimmten Hautbezirken begreiflicherweise nicht überall die gleiche sein kann, die Nullpunktstemperatur genannt, nicht weil diese Temperatur dem Nullpunkt eines Thermometers entspricht, sondern weil die Temperaturempfindung dabei, so zu sagen, auf dem Nullpunkt ist (Hering l. c. p. 418).

Die Empfindung giebt uns demnach niemals seinen Aufschluss über die Grösse des thermischen Reizes, wie dies bei andern Sinnesempfindungen der Fall ist, sondern unterrichtet uns nur über die Vorgänge in der Haut, die als Wirkungen der Wärme in derselben auftreten. Die Erscheinungen aber, welche durch das, was wir Wärme nennen, in der Haut hervorgebracht werden, können sich nicht von denen unterscheiden, die bei der Wirkung der Wärme auf andre Körper beobachtet werden.

Die hervorragendste Wirkung der Wärme ist nun molekulare Veränderung, d. h. die Aenderung des Volumens der Haut oder ihrer Bestandtheile. Wie sich diese im Einzelnen gegenüber der Wärme verhalten, welches ihr Wärmecoëfficient ist, hat sich bis jetzt nicht feststellen lassen. Wohl haben Lombard und Walton (Centralbl. für med. Wissen. 1883) das Verhalten dieser Gewebe gegen Temperaturänderungen untersucht und für das Bindegewebe die Ausdehnung durch Wärme und die Verkürzung durch Kälte bestätigt, hingegen für das elastische Gewebe und die Haut als Ganzes das umgekehrte Verhältniss gefunden. Allein die Resultate dieser Untersuchung sind unbrauchbar, weil sie sich nur auf todtes Gewebe beziehen und wie aus der Physiologie des Muskels bekannt ist, die elastischen Eigenschaften des todten und des lebenden Gewebes sehr beträchtlich verschieden sind. Sie stehen ausserdem im Widerspruch mit der täglichen Erfahrnng, dass die erwärmte Haut voluminöser als vorher wird und die abgekühlte zusammengezogen ist. Dies könnte allerdings theilweise oder vollständig durch die Wirkung der Wärme auf die Blutgefässe hervorgerufen sein. Aber es ist kein Grund vorhanden die Betheiligung des Hautgewebes dabei auszuschliessen und die Annahme zu machen, dass dieses sich anders verhalte als Bindegewebe, glatte Muskelfasern und weisse Blutkörperchen, welche nach den Angaben Bouland's und Anderer sich durch Kälte contrahiren und durch Wärme ausdehnen. Wenn Blutkörperchen bei 50° spindelförmig werden und der Froschmuskel bei 28°, einer für den Kaltblüter sehr hohen Temperatur, sich verkürzt, so darf man hiefür die zerstörende, tödtende Wirkung, welche eine hohe Temperatur auf das Protoplasma ausübt, verantwortlich machen.

Die thermische Wirkung, das können wir weiter folgern, muss sich je nach der Beschaffenheit der einzelnen in der Haut vorkommenden Elemente in verschiedener Weise äussern. Wäre die Haut ein homogener Körper, so müsste man nach Analogie mit andern physikalischen Erfahrungen erwarten, dass die Temperatur von Molecül zu Molecül sich gleichmässig ausbreiten würde, und dass die Ausdehnung (oder Verdichtung) und die Geschwindigkeit, mit der die Temperatur fortgeleitet wird, nur von dem specifischen Wärmecoëfficienten abhinge. Die Haut ist aber kein isotroper Körper, sie setzt sich, wenn man nur die Eigenschaften ins Auge fasst, die bei der Wärmeleitung in Betracht kommen, aus einem flüssigen formlosen und einem geformten Theil zusammen. Beide werden durch Wärme ausgedehnt oder verdichtet. Aber bei den flüssigen Theilen, die nirgends abgeschlossen sind und sich in den Saftbahnen frei bewegen können, bewirkt eine Volumsänderung nur einen vermehrten oder verringerten Druck und damit eine Beschleunigung oder Verlangsamung der Saftbewegung. Der schliessliche Effect dieser Wirkung entzieht sich jedoch der Beurtheilung, weil die Wandungen der Lymphbahnen sich ebenfalls durch die Wärme ausdehnen oder verdichten und dadurch der Saftstrom in mannigfacher Weise verändert werden kann. Wenn auch die praktische Bedeutung dieser Aenderung des Säftestroms bei therapeutischer Anwendung von Wärme oder Kälte anerkannt werden muss, für den Gegenstand, der uns hier beschäftigt, scheint die weitere Untersuchung überflüssig, weil erfahrungsgemäss eine Aenderung des Säftestroms durch Anämie oder Hydrops eine Temperaturempfindung nicht hervorbringt.

Anders steht es mit den geformten Elementen. Diese finden sich in zwei anatomisch gut begründeten Arten in der Haut. Die eine Art wird von einem Protoplasmahäufchen gebildet, welches keine Membran besitzt und abgesehen von dem Kern eine homogene Masse darstellt. In der tiefern Schicht der Epidermis sind alle Zellen von dieser Beschaffenheit, wie mannigfach auch ihre Form sein mag. Das Bindegewebe der Papillen lässt sich ebenfalls hierzu rechnen, da nach Kölliker (Hdb. d. Geweblehre S. 161) der faserige Bau desselben nicht überall gleich deutlich ist und als ein mehr gleichartiges Gewebe erscheint, das häufig wie von einem einfachen hellen Häutchen begrenzt erscheint, ohne dass jedoch ein solches wirklich sich darstellen liesse.

Die zweite Art zeichnet sich von der ersten durch das Vorhandensein einer deutlichen Hülle aus, die entweder nur als deutliche Begrenzung mit einer dunklen Platte (Tastscheibe) in den Tastzellen auftritt oder eine Hülle von Bindesubstanz mit einer verschieden grossen Menge von Bindegewebszellen darstellt. Sie wird als Fortsetzung des Neurilemms der zutretenden Nervenfasern aufgefasst. Ihrer Structur nach haben diese als Tastkörperchen bezeichneten Gebilde viele Aehnlichkeit mit den Endkolben und Pacinischen Körperchen, die jedoch hier keine Stelle finden können, da sie gerade in den oberflächlichen Schichten der Haut fehlen. Sie scheinen wegen ihrer Lage und ihres Vorkommens auf Schleimhäuten anderen Zwecken zu dienen als die Tastzellen, die allgemein über die Haut verbreitet sind, und die Tastkörperchen, deren Verbreitungsbezirk enger ist, die aber beim Menschen an der Handfläche und Fusssohle, am Handrücken und Fussrücken, an der Brustwarze und Volarfläche des Vorderarms, dem Rand der Augenlider und Nagelbett, an der Haut des Unterschenkels und Clitoris, also an vielen Stellen, die sich durch besondere Empfindlichkeit auszeichnen, gefunden wurden.

Ob die angeführten Unterschiede in dem Bau der zelligen Gebilde eine Verschiedenheit in dem Verhalten gegen thermische Einflüsse bedingen, lässt sich direct nicht beobachten. Dazu sind die in Betracht kommenden Zellen, deren Grösse zwischen 6 bis 12 Mikro in der Keimschicht, 10—15 in den Tastzellen und 66—110 in den Tastkörperchen wechselt, viel zu klein. Die Kleinheit dieser Körper kann uns aber nicht hindern, die durch andere Erfahrungen gewonnenen Gesetze der Wärmewirkung auch hier in Anwendung zu bringen. Es ist ja in der Physik nicht ungewöhnlich, dass aus der Beobachtung von Erscheinungen an sichtbaren Theilen Schlüsse auf die Vorgänge an unsichtbaren gemacht werden. Es kommt nur darauf an, dass an diesen wirklich Erscheinungen beobachtet werden können, die sich mit Hilfe der bekannten physikalischen Gesetze erklären lassen.

Für das Verständniss der thermischen Wirkungen schien es mir zweckmässig und geboten eine Untersuchung der Vorgänge vorausgehen zu lassen, die durch Druck auf die Haut verursacht werden. Eine solche ergiebt nun zunächst, dass ein Druck auf die homogenen, hüllenlosen Zellen, deren Consistenz zu den weichen gehört und sich physikalisch dem Verhalten der Flüssigkeiten nähert, nur eine Aenderung der Gestalt und Form, aber keine des Volumens erzeugen kann. Sie sind wie alle Flüssigkeiten auf Druck sehr wenig oder gar nicht compressibel. Ein Ueberdruck von einer Atmosphäre ändert das Volumen nur um wenige Hunderttausendstel des ursprünglichen Volumens. Sie lassen sich leicht verschieben, ohne dass ihre innere moleculare Beschaffenheit eine Aenderung erleidet und daher kommt es auch, dass sie während der Dauer des Drucks die mitgetheilte Gestalt beibehalten und nach Aufhören des Drucks ihre frühere Gestalt erst dann wieder annehmen, wenn äussere Kräfte (Gravitation, Spannung des Bindegewebs und der elastischen Fasern der Cutis) auf sie einwirken. Elastische Eigenschaften wie die festen Körper besitzen sie nicht.

Giebt man dieses Verhalten der Epidermiszellen und des papillaren Bindegewebes zu, so ist damit die Annahme ausgeschlossen, dass durch einen mechanischen Druck auf diese Gebilde ein Druckgefühl zu Stande kommen könne; denn wenn auch durch den äusseren Druck eine Störung des Gleichgewichts im Momente des Entstehens und des Verschwindens des Reizes entstehen könnte, so ist diese doch nicht ausreichend, um die Empfindung, die während der ganzen Dauer des Drucks deutlich ist, zu erklären. Hierzu ist eine Reihe rasch sich folgender einzelner Schwankungen des Gleichgewichts nöthig, die, soweit sich dies übersehen lässt, nur dann zu Stande kommen können, wenn durch den aufgelegten Druck Kräfte ausgelöst werden, die unabhängig von dem ersten Eindruck eine Zeit lang thätig sein können. Eine solche Eigenschaft besitzen nur elastische Kräfte, die ein Theilchen, das sich aus der Gleichgewichtslage entfernt hat, wieder in diese zurückzuführen bestrebt sind und in Ausführung dieses Bestrebens Wellenbewegungen veranlassen. Die elastischen Wellenbewegungen müssen nach Entfernung der Ursache sogar noch eine kurze, aber messbare Zeit andauern, bis die Gleichgewichtslage wieder hergestellt ist. Dies ist bekanntlich bei der Druckempfindung der Fall.

Zum Eintreten dieser Schwingungen gehört aber ein Körper, der elastische Kräfte besitzt und da den hüllenlosen Zellen, wie erwähnt, diese Eigenschaft abgeht, so entsteht die Frage, ob man sie den Zellen mit fester Begrenzung zuschreiben darf. Leider müssen wir auch hier unsre vollständige Unwissenheit über das Vorhandensein von elastischen Kräften an den Zellmembranen des thierischen Organismus eingestehen. Etwas Licht haben die Botaniker in diese Frage gebracht, indem sie nachwiesen, dass durch Aufnahme von Flüssigkeiten in das Innere der Pflanzenzelle der hydrostatische Druck auf die Zellenhaut erhöht und die elastische Spannung derselben gesteigert wird und dass umgekehrt der Turgor und die elastische Spannung bei Entziehung von resorbirbarer Flüssigkeit sich vermindert. Wenn man nun am Menschen die Beobachtung macht, dass alle Vorgänge die den Gehalt an Ernährungsmaterial in der Haut vermehren, wie active Hyperämien und Aufenthalt in Bädern, den Drucksinn schärfen, und die Vorgänge, welche, wie Anämie, Abmagerung und venöse Hyperämie, den Turgor vermindern, eine Herabsetzung der Druckempfindlichkeit herbeiführen, so liegt nahe, die Ursache hierfür wie bei den Pflanzen in dem verschiedenen Verhalten der elastischen Spannung der Zellmembranen zu suchen.

Die Nothwendigkeit, eine mit elastischen Kräften ausgestattete Einrichtung für die Entstehung einer Druckempfindung anzunehmen, geht ferner aus einer Beobachtung Meissner's hervor. Er zeigte, dass beim Eintauchen des Fingers oder der Hand in eine Flüssigkeit an keinem Theile der untergetauchten Fläche eine Druckempfindung entsteht, sondern nur an der Grenzlinie zwischen der eingetauchten und freien Haut. Er zeigte, dass auch bei festen Körpern das Berührungsgefühl wegfällt, wenn sich diese der Haut überall gleichmässig anschliessen, und eben nur am Rande des anschliessenden Körpers ein Druck gefühlt wird. Diese Beobachtungen, an welche sich die Erfahrung anschliesst, dass wir von dem grossen atmosphärischen Druck, der auf unserer Haut lastet, keine Empfindung haben, beweisen, dass der Druck für sich allein, auch wenn er sehr gross ist, keinen Reiz für die Erregung der Nerven abgibt und dass dieses nur eintreten kann, wenn der Druck eine Stelle trifft, deren Theilchen nach der einen oder andern Seite ausweichen können oder physikalisch ausgedrückt, wenn ein materieller Punkt durch äussere Kräfte aus seiner Gleichgewichtslage entfernt wird. Eine Aenderung des Gleichgewichts ist aber nicht möglich, wenn auf allen Punkten der Peripherie ein gleicher Druck liegt. Es ist dabei ganz gleichgültig, wieviel Masse zwischen der Oberfläche der Haut und dem empfindenden Organ liegt, da sich der Druck nach allen Richtungen gleichmässig fortpflanzt. Nur an der Grenzlinie, wo der Widerstand nach der freien Seite hin geringer wird, kann eine Verschiebung stattfinden und die Veranlassung zu elastischen Bewegungen werden.

Die Voraussetzung, dass Bewegungen den innern Sinnesreiz beim Druck bilden, hat schon früher Lotze und Meissner zur Aufstellung ihrer Oscillationstheorie veranlasst, die nur desshalb nicht allgemeinen Beifall fand, weil die gesammte Haut in ihrer fast weichen Beschaffenheit, ihrer Zusammensetzung aus den verschiedensten Gewebselementen ausserordentlich ungeeignet zu regelmässigen Vibrationen erscheint. Diese Schwierigkeit schwindet, wenn man diese Funktion auf die Tastzellen und Tastkörperchen allein überträgt. In dieser Form erklärt die Theorie in genügender Weise die Druckwirkung, sie befähigt uns ausserdem noch, die Aehnlichkeiten und Verschiedenheiten der Wirkung des Drucks und der Wärme einzusehen.

Hier ergibt sich nun, dass der Wärmereiz sich ähnlich wie der Druckreiz verhält, weil die nämlichen elastischen Bewegungen, die durch Druck in den mit Membranen versehenen Zellen veranlasst werden, auch durch Wärmewirkung entstehen können. Denn ob an einen Theilchen eine Verdichtung oder eine Ausdehnung durch die Wärme hervorgerufen wird, der Effekt ist wie beim Druck oder Zug eine Verschiebung der Gleichgewichtslage. Temparatur-Aenderungen sind eben Ursachen innerer Veränderungen, die den durch mechanische Kräfte erzeugten elastischen Veränderungen ganz analog sind.

Zwei Erfahrungen können für diese Art der Wärmewirkung auf der Haut besonders angeführt werden. Erstens die Beobachtung Webers (Hdwörterb. der Phys. III, 573), dass kalte auf der Haut ruhende Körper schwerer und warme leichter zu sein scheinen, als sie sollten. Weber schliesst daraus, dass die Kälte ähnlich, wie der Druck, zu wirken scheint und bei der gleichzeitigen Empfindung beider damit verwechselt wird. Die weitere Bemerkung Webers, diese Erfahrung sei der Annahme günstig, dass auch die Empfindungen von Wärme und Kälte auf einem auf die Nerven ausgeübten Druck oder Zug beruhe, kann man aus Gründen, die eben bei der Besprechung der Druckwirkung erwähnt wurden, nur gelten lassen, wenn man an die Stelle der Nerven die Tastorgane setzt. Die Tastnerven selbst werden ja, wie Weber selbst bemerkt, durch Wärme und Kälte nicht unmittelbar afficirt und können ohne die an ihnen angebrachten Sinnesflächen uns nicht die Empfindung von Druck, Wärme oder Kälte verschaffen. Wenn desshalb nach Weber „die Empfindung der Kälte sich mit der Empfindung des Drucks zu summiren scheine, während die der Wärme sich nicht summire, vielleicht sogar wie ein negativer Druck wirke und also die gleichzeitige Empfindung des Drucks vermindere“, so kann dies nur in der Weise zu Stande kommen, dass in dem einen Fall die Verschiebung der Gleichgewichtslage in derselben Richtung erfolgt und Kälte und Druck in gleichem Sinne wirken und in dem andern Fall die Wärme, wie ein Zug, der Richtung des Drucks entgegengesetzt wirksam wird.

Man darf sich den dabei stattfindenden Vorgang vielleicht in der Weise vorstellen, dass durch den thermischen Reiz zunächst die äussere Fläche der Tastzellen getroffen, verdichtet oder ausgedehnt wird, während die hintere Fläche noch unter dem Einfluss des wärmeren Bluts bleibt. Dadurch wird die Volumensänderung eine ungleichmässige und ist die Ursache von Schwingungen gegeben.

Gestützt wird diese Annahme durch eine zweite hierher gehörige Erfahrung, dass wir nämlich bei einem längern Aufenthalt in einem wärmeren oder kühleren Raum allmählich die Empfindung der Wärme oder Kälte verlieren. Dieses Adaptationsvermögen der Haut, wie es Hering genannt hat, ist ganz analog der Erscheinung, die wir beim Eintauchen des Fingers in eine Flüssigkeit beobachten. In beiden Fällen hört die Empfindung auf, weil eine Verschiebung der Gleichgewichtslage nicht mehr möglich ist, beim Druck wegen der Gleichheit desselben nach allen Richtungen und Tiefen, bei der Wärme, weil durch allmähliche Ausgleichung der verschiedenen Wärmezustände, die nach dem Gesetz der Wärmeleitung sich vollzieht, eine neue Gleichgewichtslage schliesslich erreicht wird, wo die Wärmezufuhr der Wärmeabfuhr gleich ist.

Gegenüber diesen Aehnlichkeiten ist nun auch auf die Verschiedenheiten zwischen Druck- und Wärmewirkung aufmerksam zu machen. Wie schon erwähnt, werden durch Druck die flüssigen und halbflüssigen Theile nicht oder nur bei Einwirkung sehr grosser Kräfte verändert. Die Wärme hingegen erzeugt mit Leichtigkeit Ausdehnung oder Verdichtung derselben. Sie leistet schon durch geringe Wärmemenge eine Arbeit, die unter den physiologischen Bedingungen des Lebens durch Anwendung von mechanischem Druck nicht möglich ist. Um die halbflüssigen Bestandtheile der Haut durch einen positiven oder negativen Druck um ebenso viel zu verdichten oder auszudehnen, wie es die Wärme thut, wäre der Aufwand einer ganz enormen mechanischen Kraft nöthig.

Die Ausdehnung bezw. Verdichtung durch die Wärme trifft selbstverständlich alle Gewebe der Haut, sowohl die Zellen ohne Hülle, als auch die mit deutlichen elastischen Membranen. Bei letztern treten aber die Erscheinungen der elastischen Bewegung so sehr in den Vordergrund und ihre Zahl ist gegenüber der Masse von Gewebszellen in der Keimschicht der Epidermis und von Bindegewebe in den Papillen so unbedeutend, dass man wohl der Kürze und Einfachheit wegen annehmen darf, dass die Folgen der Volumensänderung wesentlich in diesen sich zeigen und die Verdichtung oder Ausdehnung der wenigen Tastorgane kaum in Betracht kommt. Mit dieser Einschränkung wird man die Frage stellen können, ob die Verdichtung oder Ausdehnung dieses Gewebes in der oberflächlichen Hautschicht von Einfluss auf die Nerven ist. Man hat daran gedacht, dass die Volumensänderung einen Druck oder Zug auf die benachbarten Theile oder auf die eingeschlossenen Nerven ausüben könne. Man hat auf die verschiedene Ausdehnung hingewiesen, welche die mit Flüssigkeit gefüllten, weichen und ausdehnbaren Zellen des Zellgewebes, das die Gefühlswärzchen bildet und die trockne Oberhaut, die die Hautwärzchen wie mit einer Scheide überzieht, durch die Wärme erfahren (Weber). Wenn dies der Fall wäre, dürfte man nur eine Druckwirkung beobachten und dabei müsste bei Anwendung von Wärme, die ausdehnt, eine Steigerung des Druckgefühls und bei Anwendung von Kälte, wo die weichen tiefer gelegenen Gewebe sich stärker contrahiren als die Oberhaut, eine Herabsetzung desselben auftreten. Hiervon ist aber Nichts zu beobachten und ebensowenig kommt in der Nachbarschaft der thermisch gereizten Stelle ein Druckgefühl vor.

Man hat dann daran gedacht, dass die Verdichtung oder Ausdehnung belanglos wären und die Wärmebewegung direct sich auf die Nervenendigungen in der Haut übertragen könnte. In neuerer Zeit seitdem Hertz nachgewiesen, dass Licht- und dunkle Wärmestrahlen Strahlen elektrischer Kraft sind, könnte man sogar mit mehr Recht als früher sich eine solche Wirkung vorstellen. Allein die Annahme einer solchen Wirkungsweise macht die Voraussetzung nöthig, dass die Epidermis und die nächstliegende Gewebsschicht diathermane Körper seien, was nicht bewiesen ist. Vielmehr steht fest, dass die Haut Wärme absorbirt, dass die Wärmebewegung zur Ausdehnung oder Verdichtung des Hautgewebes verbraucht wird oder allgemein ausgedrückt, dass sie eine Aenderung der gegenseitig sich anziehenden und abstossenden Molecularkräfte der Zellen hervorbringt. Die Frage, die uns hier beschäftigt, ist desshalb präciser in der Weise zu fassen: Besteht die Wirkung der Wärme lediglich in einer Aenderung der molecularen Anordnung der Gewebselemente der Haut oder wird neben dieser Wirkung noch eine Kraft entwickelt, die einen Reiz auf die Nerven ausüben kann.

Eine directe auf Experiment beruhende Antwort auf diese Frage lässt sich wegen der Unmöglichkeit, ein passendes Präparat zur Untersuchung herzustellen, nicht geben. Es sind jedoch physikalische und physiologische Erfahrungen bekannt, die hier eine Anwendung finden können und einen Analogieschluss erlauben.

Zunächst kann hier darauf hingewiesen werden, dass nach den Gesetzen der mechanischen Wärmetheorie eine Umwandlung von Wärme in Arbeit oder Kraft stets vor sich geht, wenn Wärme höherer Temperatur in solche von niederer übergeht. Es wird später noch besprochen werden, dass auf der Haut diese Bedingung stets vorhanden ist.

Zweitens ist es bekannt, dass durch die Einwirkung von

Wärme oder Kälte auf zwei sich berührende oder mit einander verlöthete Metalle ein elektrischer Strom erzeugt wird, den man selbst zur Bestimmung der Grösse der einwirkenden Wärme benutzen kann. Die Ursache dieser Wirkung ist zwar noch nicht sicher gestellt, aber im Allgemeinen wissen wir, dass zum Auftreten des Stroms die Berührung von zwei Metallen nöthig ist, deren Atomgewicht und deren specifische Wärmecapacität verschieden ist. Eine ähnliche Bedingung ist aber in der lebenden Zelle gegeben. Das Protoplasma derselben ist ja kein einfacher Körper, keine chemische Substanz, sondern ein Gemenge zahlreicher chemischer Stoffe, die wir uns als kleinste Theilchen, zu einem complicirten Bau mit einander vereinigt, vorzustellen haben, von denen jedes einzelne sein besonderes Moleculargewicht und seine besondere specifische Wärme besitzt. Wir können uns desshalb wohl vorstellen, dass eine Aenderung des molecularen Zustands des Protoplasmas durch Zufuhr oder Abfuhr von Wärme eine Kraft frei macht, wie an der Thermosäule.

Ich bin mir wohl bewusst, dass ich mit dieser Auffassung mich auf dem Wege der Speculation befinde; wenn ich dennoch wage, darauf einzugehen, so geschieht dies in Hinsicht auf die physiologischen Erfahrungen, welche man bei den Untersuchungen der galvanischen Erscheinungen an Muskeln, Nerven und Haut gemacht hat. Sie haben ergeben, dass ein ruhender, unverletzter Muskel oder Nerv völlig stromlos ist, das heisst beim Mangel einer Aenderung der molecularen Structur entsteht keine elektromotorische Kraft. Den gleichen Erfolg hat man, wenn die Ableitung von völlig abgestorbenem Gewebe des Muskels, Nerven oder der Haut erfolgt. An dieser hat man besonders beobachtet, dass der Hautstrom aufhört, wenn die oberflächliche Schicht verätzt worden war. Nach Zerstörung der molecularen Structur ist die Quelle des Stroms versiegt. Hingegen erzeugen Verletzungen der Muskeln oder Nerven jeglicher Art an den Orten der Verletzung einen sogenannten Demarcationsstrom, der wieder verschwindet, wenn die durchschnittenen Muskelzellen bis zur nächstliegenden Kittsubstanz und die Nerven bis zu dem nächsten Renvier'schen Schnürring abgestorben sind. Zur Erklärung dieser Wirkung hat man allen protoplasmatischen Gebilden die Eigenschaft zugeschrieben, auf partielle Tödtung elektromotorisch zu reagiren oder man hat auch gesagt, dass das Protoplasma derjenigen Stelle, welche abstirbt, negativ elektrisch wird. Partielle Tödtung oder Absterben sind aber ganz unklare Begriffe und geben keine Vorstellung von dem dabei stattfindenden Vorgang. Sie lassen es völlig unentschieden, ob damit gemeint ist, dass die Bestandtheile nur noch unter dem Einflusse der chemischen Affinitäten stehen und sich demgemäss wie wirklich todte Substanzen verhalten oder ob die molecularen Kräfte des Protoplasmas, auf welchen das Leben der Zelle beruht, noch in irgend einer, allerdings von der Norm abweichenden Weise thätig sind und die verletzten oder veränderten anatomischen Elemente noch einen lebenden Antheil haben. Gemäss der Beobachtung, dass abgestorbenes Protoplasma stromlos ist, lässt sich nur die letztere Annahme aufrecht erhalten, wonach die Aenderung der molecularen Anordnung in den verschiedenen, das Protoplasma zusammensetzenden Theilen die Ursache des Stroms ist. Damit in Uebereinstimmung steht die Beobachtung, dass das Protoplasma, auch das unverletzte, an derjenigen Stelle, welche erregt ist, negativ ist gegenüber derjenigen, welche im unerregten Zustand verharrt und ferner die Beobachtung, dass von den erwärmten Stellen des Protoplasmas ein elektrischer Strom zu den abgekühlten ziehend nachgewiesen werden kann. Aus diesen Gründen scheint es mir nicht unerlaubt, die Volumensänderungen, welche durch die Wärme in den Hautzellen hervorgebracht werden, als die Quelle einer Kraft anzusehen, die in den zugehörigen Nerven eine Erregung verursacht. Eine ähnliche Schlussfolgerung hat man übrigens schon lange gemacht, da man sah, dass auf Grund von Veränderungen der physikalischen Eigenschaften der Zellen sehr erhebliche Functionsstörungen auftreten können. Die Erscheinungen, die durch

Verminderung des Wassergehalts einer Zelle oder durch Quellung, durch Entziehung von Salzen bei Behandlung mit reinem Wasser beobachtet werden, die Erfahrung, dass viele Arzneikörper sehr intensive Veränderungen erzeugen und ohne bleibende chemische Störungen zu hinterlassen, wieder ausgeschieden werden, sind wohl am einfachsten mit der Annahme zu erklären, dass dabei nicht Vorgänge thätig sind, die sich von Atom zu Atom im chemischen Sinne abspielen, sondern dass sie durch Störung der molecularen Anordnung der Organelemente verursacht werden.

Das Ergebniss der bisherigen Untersuchung, die Annahme, dass der Einfluss der Wärme auf Tastzellen und Tastkörperchen verschieden ist von dem auf die andern Gewebszellen der Haut, wurde aus dem verschiedenen histologischen Verhalten derselben abgeleitet. Die anatomische Betrachtung dieser Gebilde zeigt uns nun noch eine weitere bemerkenswerthe Verschiedenheit. Zu den Terminalkörperchen begeben sich nämlich ohne Ausnahme markhaltige Nervenfasern, während an den Epithelzellen und dem nächstliegenden Bindegewebe nur marklose Fasern gefunden wurden. Die Pacinischen Körperchen, die Endkolben und Tastkörperchen gehen aus markhaltigen Nervenfasern hervor, deren Neurilemm in die Hülle der Körperchen übergeht und deren Fasern im Innern derselben theils noch dunkelrandig sind, theils erst allmählich ihre Markscheide verlieren. In den Tastzellen soll nach Kölliker (Hdbuch der Geweblehre 1889 S. 174) die Nervenendigung so erfolgen, dass in der Cutis dicht am Epithel stärkere oder schwächere Stämmchen mit noch dunkelrandigen Fasern verlaufen, deren Ausläufer, mehrfach getheilt und horizontal unter den Tastplatten noch in der Cutis verlaufend, sofort marklos werden und endlich mit feinsten Aestchen von der Natur der hüllenlosen Axencylinder in die Epidermis eintreten und immer noch sich verästelnd an die einzelnen Tastzellen treten.

Gegenüber dieser Endigungsweise der Nerven in den Terminalkörperchen stehen Nervenfasern, die von dem oberflächlichen Plexus unterhalb des Papillarkörpers in die Papille eintreten und aus der Spitze oder an den Seiten derselben als marklose Fäserchen in die Oberhaut sich einsenken, fast das ganze Stratum Malpighii durchziehen und in den distalen Theilen derselben frei enden. Sie sind ohne Ausnahme marklose Fäserchen, die grösstentheils schon, bevor sie aus der Cutis austreten, diese Natur annehmen (S. 172).

Wie diese in der Peripherie in mannigfacher Verschlingung verlaufenden Fasern zu einem Nervenstamm sich vereinigen, lässt sich selbstverständlich nicht unmittelbar nachweisen; aber es lässt sich mit grosser Wahrscheinlichkeit vermuthen, dass sie in einem sensibeln Ast eines spinalen Nerven sich sammeln und mit diesem zum Centrum gelangen. Ausgeschlossen ist damit nicht, dass sie theilweise mit den Arterien zur Peripherie geleitet werden und erst auf einem Umwege ihre spinalen Ganglien erreichen. Man darf ausserdem nicht übersehen, dass der spinale Nerv ausser den Fasern der hintern und vordern Wurzeln auch sympathische Fasern führt und da entsteht die Frage, zu welcher Gattung von Nerven deren verschiedenen Endigungen in der Hautoberfläche gehören. Für die markhaltigen Fasern der Endorgane scheint nun die Antwort nicht schwer. Sie sind durch das Vorhandensein von Mark als directe Abkömmlinge des Rückenmarks hinlänglich charakterisirt; sie verlaufen, wie alle Nerven für die willkürliche Musculatur und die Sinnesorgane — nur der Olfactorius macht eine Ausnahme — ohne Unterbrechung vom Centrum zur Peripherie, wo sie erst in den Endorganen selbst ihr Mark verlieren. Weniger bestimmt kann man sich über die marklosen Fasern der Epidermis aussprechen. Ich habe jedoch bei Besprechung der Schmerzleitung die Wahrscheinlichkeit der Annahme hervorgehoben, dass sie im Allgemeinen von einem peripherischen Ganglion abstammen, welches einerseits als Reflexorgan zwischen Gefäss und Gewebe dient und andrerseits mit höher gelegenen gangliösen Massen verbunden ist. Auch in der Haut ist diese Beziehung zu den arteriellen Blutgefässen deutlich, indem aus dem horizontalen oberflächlichen Plexus, der schon aus markhaltigen und marklosen Fasern zusammengesetzt ist, noch dunkelrandige Nerven mit der Arterie in die Papillen eintreten und als marklose Fasern dieselben verlassen, um zu den Zellen der tiefern Epidermisschicht zu gehen und hier frei zu endigen. Nach einigen Autoren sollen selbst in den den oberflächlichen Plexus bildenden markhaltigen Nervenfasern Kerne (Tomsa) oder kleinste Ganglienzellen eingelagert sein.

Auf Grund dieses anatomischen Verhaltens und in Hinsicht auf die früher angeführten Erfahrungen scheint eine gewisse Berechtigung vorzuliegen, die marklosen Fasern als zu dem System des Sympathicus gehörig zu betrachten. Ein weiterer Grund für diese Auffassung wird sich später noch ergeben und es scheint mir desshalb der Schluss erlaubt, dass den zwei verschiedenen durch Wärmeeinfluss verursachten Reizungsvorgängen zwei verschiedene Leitungsbahnen entsprechen.

Mit dieser Annahme ist aber nicht erwiesen, dass zur Hervorbringung einer Temperaturempfindung eine Erregung beider Bahnen nöthig ist. Für die Benutzung der zwei möglichen Wege scheint zwar zu sprechen, dass Wärme und Kälte nur von solchen Organen empfunden wird, die neben dem Bindegewebe und Epithelien noch die Terminalkörperchen enthalten. Nur auf der Haut mit ihren Tastzellen und Tastkörperchen und auf den aus der äussern Haut abstammenden Schleimhautbezirken, wo anstatt der Tastkörperchen Endkolben sich finden, kann der Temperaturreiz wirksam sein, während in allen Organen, die keine Tastorgane besitzen, und in Narben, in denen sie zu Grunde gegangen sind, die Auslösung einer Temperaturempfindung nicht gelingt. Aber man könnte auch gerade in diesen Erfahrungen eine Bestätigung der bisherigen Ansicht erblicken, wonach die Tastnerven die alleinigen Vermittler von Tast- und Temperaturempfindungen seien und die physikalischen Vorgänge in den übrigen Gewebstheilen der Haut und die dadurch veranlassten

Erregungeu der zugehörigen Nerven ohne Bedeutung für die Function des Wärmesinns wären.

Eine Entscheidung dieser Frage liesse sich mit aller Bestimmtheit nur erwarten, wenn es möglich wäre, an abgetrennten, nicht mit dem übrigen Hautgewebe zusammenhängenden Tastkörperchen die Empfindung des Drucks und der Wärme entstehen zu lassen. So lange aber dieser Versuch nicht ausgeführt ist, hat man nicht das Recht, das Hautgewebe einfach als unwesentlich zu betrachten; man muss vielmehr suchen, auf indirectem Wege zum Ziele zu gelangen und dies scheint möglich zu sein, wenn man nicht das aufnehmende Organ, sondern eine der Leitungsbahnen ausschaltet. Der Ausfall der einen oder andern Leitungsbahn müsste sich in einer ganz bestimmten Art von Störung der Temperaturempfindung kund geben.

Da das Experiment am Thier, das keinen Aufschluss über seine Temperaturempfindung geben kann, unmöglich ist, so sind wir zur Lösung dieser Frage auf die pathologischen Erfahrungen angewiesen und hier komme ich auf die Beobachtung zurück, welche als Ausgangspunkt dieser Untersuchung gedient hat. Es zeigte sich nämlich, dass bei Degeneration der grauen Substanz neben der Empfindung des Schmerzes auch die der Temperatur herabgesetzt oder aufgehoben ist.

Ich darf auf die früher bei der Theorie der Schmerzgefühle entwickelten Gründe hinweisen, die zu der Annahme berechtigen, dass der Sympathicus die Leitungsbahn für den Schmerz sei, und wenn man auf Grund der vorausgegangenen Untersuchung zugeben muss, dass durch die Wärme dieselben Gewebe, wenn auch in geringerem Grade, und dieselben Nerven getroffen werden wie durch Schmerz erregende Einflüsse, und dass durch Unterbrechung der Bahn in den Hinterhörner des Rückenmarks die Empfindung der Wärme zugleich mit der des Schmerzes aufgehoben wird, so ist der Schluss erlaubt, dass bei der Leitung der Wärmeerregungen der sympathische Nerv wesentlich betheiligt ist. Dafür lässt sich noch eine Erscheinung geltend machen, die bei beiden Arten von Sinnesthätigkeit, bei Schmerz und Temperaturempfindung beobachtet wird, die ihnen eigenthümlich ist, bei andern Sinnesorganen wenigstens nicht in derselben Deutlichkeit auftritt. Die Stärke des Wärme-und Kältegefühls hängt nämlich nicht allein von der Raschheit oder Veränderung der Hauttemperatur ab, sondern auch von der Anzahl der vom Reiz getroffenen Nerven. Tauchte Weber die ganze Hand in Wasser von 36°, so kam es ihm wärmer vor, als ein solches von 40°, in das er nur einen Finger eintauchte. Auch kaltes Wasser wird mit der ganzen Hand kälter gefunden, als mit einem Finger. Ebenso ist der Schmerz um so grösser, je grösser die Zahl der ergriffenen Nervenfasern. Es ist dann eine weitere Beobachtung Webers von Interesse. Er konnte einen Finger in Wasser von 48° eingetaucht halten, so lange er wollte, ohne Schmerz zu empfinden, nicht aber die ganze Hand. Dasselbe zeigte sich beim kalten Wasser, wenn dessen Temperatur etwa 6° betrug. Diese Beobachtung spricht für den unmerklichen Uebergang von Wärmegefühl in Schmerz. Die Möglichkeit, dass durch die hohe Wärme oder Kälte eine vollständige chemische Umänderung des Gewebes der Hand entstanden wäre, während der Finger nur eine moleculare Störung erlitten hätte, scheint mir dadurch ausgeschlossen zu sein, dass die lange Dauer der Wärmewirkung am Finger sicherer hätte die Umsetzung des Protoplasmas bewirken müssen, als die kurz dauernde auf der ganzen Hand. Man kann eine Erklärung für diese dem Schmerz und dem thermischen Sinn eigenthümlichen Erscheinungen viel leichter in der Annahme sehen, dass die Summe aller einzelnen Erregungen sich addirt und von einem Sammelpunkt aus als intensive Erregung in das Bewusstsein tritt und man darf diese Anahme desshalb machen, weil von allen Nerven nur der Sympathicus eine passende Einrichtung für eine derartige Wirkungsweise besitzt, indem die marklosen Fasern der Peripherie sich in einem Ganglion sammeln, von dem aus eine markhaltige cerebrospinale Faser nach dem Centrum führt (cf. Schwalbe S. 987).

Es wäre jedoch falsch, wenn man auf Grund dieser Erscheinungen die weitere Folgerung machen würde, dass beide Arten von Empfindung identisch, Schmerz und Temperaturempfindung nur gradweise von einander unterschieden seien, dass vielleicht der ganze Unterschied nur auf der Stärke des Reizes beruhe, der in dem einen Fall moleculare und in dem andern chemische Veränderungen des Gewebs erzeugt. Die Qualitäten beider Empfindung sind so sehr von einander abweichend, dass man nicht daran denken kann, sie lediglich durch einen Unterschied der Reizstärke zu erklären. Besonders ist beim Schmerz unmöglich, den Grad und die verschiedenen Modificationen desselben genau zu bestimmen. Man unterscheidet wohl geringe und grosse Schmerzgefühle, aber es lässt sich nicht angeben, in wie weit dieselben durch das Ergriffensein eines grössern oder kleinern Gewebsstücks oder durch einen verschiedenen Grad der Reizempfänglichkeit, durch Gewöhnung und psychische Stimmung bedingt sind. Auch die Bestimmung der Art des Schmerzes, ob stechend, reissend, drückend, brennend, fordert, wie Hasse trefflich bemerkt, immer ein Bild, das je nach dem Urtheil und der Phantasie des einzelnen Individuums sehr verschieden ausfallen wird. Der Schmerz bleibt eben ein subjectives Symptom, nicht nur weil er Zeugniss von den Veränderungen des eignen Leibs gibt, sondern auch weil bei der Bestimmung seines Grads und seiner Art die subjective Auffassung von wesentlichem Einfluss ist.

Die Wärmeempfindung hingegen gehört zu den objectiven Gefühlen. Wir unterscheiden nicht nur warm und kalt, sondern wir können auch sehr feine Abstufungen der äussern Temperatur — wenn auch nicht in allen Theilen mit gleicher Feinheit — beurtheilen. Wir sind ferner im Stande, den Ort der Wärmeeindrücke sehr genau anzugeben, was bei dem Schmerz mit gleicher Deutlichkeit nur möglich ist, wenn durch die Schmerz erregenden Vorgänge die Endorgane für die Druckempfindungen in Mitleidenschaft gezogen sind. Wo diese fehlen, wie in den Körperhöhlen, ist die Bestimmung der schmerzenden Oertlichkeit unmöglich oder unsicher und häufig erst durch Vermittlung der drückenden Hand des untersuchenden Arztes zu erlangen.

Die Fähigkeit unsrer Haut, solch kleine Differenzen der äussern Temperatur, die an vielen Stellen Bruchtheile eines Grads betragen, deutlich zu unterscheiden, setzt das Vorhandensein einer hierzu tauglichen Einrichtung, eines Organs, voraus, das zwei Erfordernisse haben muss. Erstens muss es so gelegen sein, dass seine Reizung zeitlich mit der Erregung des sympathischen Gewebsnerven zusammenfällt, und zweitens muss es die Fähigkeit haben, Schwankungen der Wärmeintensität durch Uebertragung auf einen dazugehörigen Nerven in Nervenerregung umzusetzen. Diese Bedingungen erfüllen die Terminalkörperchen der Haut in ausgezeichneter Weise. Sie werden wie oben auseinandergesetzt wurde, von der Wärme gleichzeitig mit dem andern Hautgewebe beeinflusst und besitzen die Fähigkeit, den Grad und den Ort des geringsten Drucks zu erkennen.

Wenn diese Schlussfolgerung richtig ist, so muss die Unterbrechung der Leitung in den tactilen Nerven ebenso sicher die Temperaturempfindung aufheben, wie die Unterbrechung der sympathischen Bahnen. Das trifft auch insoweit zu, dass man sehr häufig schon mit tactiler Anästhesie eine Lähmung des Temperatursinns gepaart gefunden hat, und die Schmerzempfindlichkeit erhalten und selbst erhöht war. Man hat ferner bei Tabes den Untergang der Kälte und Wärmeempfindlichkeit bei gleichzeitigem Verschwinden der Druck- und Berührungsempfindung gesehen. Leider haben aber diese Fälle nicht die Beweiskraft für meine Hypothese, seitdem sicher gestellt ist, dass bei Tabes neben der grauen Degeneration der hintern Stränge auch Störungen in dem Gehirn und den peripheren Nerven, den spinalen und sympathischen vorkommen. Es ist aber immerhin von Bedeutung, dass soweit ich dies übersehen kann, die Abstumpfung für Kälte und Wärme entweder mit Herabsetzung der Druckempfindlichkeit oder mit Herabsetzung der Schmerzempfindlichkeit beobachtet wurde. Im ersten Fall ist die Schmerzempfindung, in dem zweiten die

Druckempfindung erhalten gewesen. Nur ein einziger Fall ist mir aus der Casuistik bekannt, wo eine Pachymeningitis hypertrophica vom 4.—7. Rückenwirbel mit Myelitis der Hinterstränge und der Kleinhirnseitenbahn nachgewiesen wurde und die Vorderstränge und die graue Substanz unberührt geblieben war. Herzen hatte während des Lebens in diesem Fall beobachtet, „dass die Kranke nicht nur die Berührung mit warmen Gegenständen an irgend einen Punkt ihrer Beine empfand, sondern auch ganz gut die verschiedenen Wärmegrade zwischen 75° (Schmerzgrenze) und 33,8° C. (Hauttemperatur der Beine) unterschied; unter 33,8° dagegen empfand sie Nichts mehr, nicht einmal die Berührung der Innenfläche mit einem Stück Eis“ (Pflügers Archiv Bd. 38 S. 95).

Die Folgerung, die Herzen aus dieser Beobachtung und aus den Erscheinungen beim Eingeschlafensein einer Extremität ableitet, dass nämlich die tactile Anästhesie sich mit Unempfindlichkeit für Kälte und die Analgesie mit derjenigen für Wärme vereinige und dass die erstere im Rückenmark durch die Hinterstränge, die letztere durch andre Nerven zu andern Hirncentren geleitet würden, ist durch Goldscheider (Zur Dualität des Temperatursinns, Pflügers Archiv Bd. 39) bestritten worden. Derselbe spricht als seine Ueberzeugung aus, dass die Wärmenerven gemeinsam mit den Kältenerven in die Hinterstränge eintreten. In Betreff der Bahnen für die Kältenerven besteht demnach zwischen beiden Forschern eine Uebereinstimmung. Ihre von einander abweichenden Ansichten über die Bahnen der Wärmenerven scheint mir aber auf einem Fehler der Untersuchungsmethode zu beruhen. Sie unterliessen, soweit ich dies aus ihren Mittheilungen beurtheilen kann, die Prüfung der Unterschiedsempfindlichkeit für Wärme und begnügten sich mit der Angabe, dass über 33,8° resp. 40° eine Wärmeempfindung auftrat. Es ist aber bekanntlich die Feinheit des Wärmesinns zwischen 33 und 39° bei Gesunden am grössten und um beurtheilen zu können, ob Jemand Wärme empfindet, ist es durchaus geboten, die Eigentemperatur der Haut zuerst herabzusetzen und dann zu prüfen, ob eine Zufuhr von Wärme empfunden wird. Herzen gibt in seinem Falle an, dass unter 33,8° nicht mehr gefühlt wurde; ob damit nur die Wärmeabfuhr verstanden ist oder auch Wärmezufuhr, ist nicht klar.

Es ist diese Methode der Untersuchung hauptsächlich aus dem Grunde nothwendig, weil jenseits der Eigentemperatur der Haut durch Anwendung von Wärmereizen sehr leicht eine Empfindung entsteht, deren thermische Natur man offenbar angezweifelt und sie als Temperaturschmerz bezeichnet hat. Ueber die Qualität dieser Empfindung lässt sich allerdings nur sehr schwer ein Urtheil bilden. Goldscheider bezeichnet das Auftreten eines brennend heissen Gefühls an seinen Wärmepunkten als hochgradige Wärmequalität, nicht als Schmerzqualität, setzt aber einige Zeilen weiter hinzu, „dass das, was man Temperaturschmerz bezeichnet hat, nicht der Qualität der Temperaturempfindung angehört, sondern ein zusammengesetztes ist aus letzteren und Schmerz, welcher durch Erregung der allgemeinen sensibeln, schmerzempfindlichen Nerven und zwar mittelst der excessiven Temperatur als allgemeinen Nervenreizes producirt ist“ (Arch. f. Anat. u. Phys. Suppl. 1885 S. 19). Ganz deutlich wird hierdurch nicht angegeben, wodurch sich Wärmeempfindung und Temperaturschmerz von einander unterscheidet. Es ist desshalb die Angabe von Werth, dass Wärmeschmerz mit dem Thermalgesiemeter gemessen schon bei 36,3° auftreten kann (cf. Moebius, Allg. Diagnostik S. 178). Er wechselte an den verschiedenen Hautstellen zwischen 36,3 und 52° C. Er kann selbst schon bei viel tieferen Temperaturen auftreten, wie ich mich in einem Fall von tactiler Anästhesie in dem absteigenden Ast des Nerv. cutaneus femoralis lateralis überzeugen konnte. Die Ursache dieses Leidens konnte nicht festgestellt werden. Eine Affection des Rückenmarks anzunehmen, lag kein Grund vor. Neben der Unempfindlichkeit für Berührung und leisen Druck bestand eine Hyperalgesie in dem Grade, dass ein etwas stärkerer Druck, selbst das einfache Aufheben einer Hautfalte unerträglichen Schmerz bereitete, welchen der sonst gesunde und intelligente Kranke als brennend heiss bezeichnete. Localisation desselben war nicht möglich. Irgend welche Temperatur unter 32° C. wurde nicht empfunden. Dabei war es ganz gleichgültig ob die Haut vorher erwärmt oder abgekühlt worden war. Ein Glascylinder mit 33° heissem Wasser verursachte aber ein Gefühl, das, der Empfindung des Kranken nach, ganz gleich dem war, das bei Aufheben einer Hautfalte, bei Application eines Cylinders mit kochendem Wasser oder des elektrischen Pinsels auftrat.

Wie sehr man Grund hat, die Grenzen der Temperaturempfindlichkeit genau zu bestimmen, geht aus einer Beobachtung Goldscheiders (l. c. S. 42) hervor. Er fand am Finger — an andern Stellen der Haut kann sich das anders verhalten — bei 40° C. eine deutliche Herabsetzung der Erregbarkeit für Kälteeindrücke, das heisst eine solche Veränderung der Constitution der Tastorgane, dass sie nicht mehr in derselben Weise functionirten, wie innerhalb der Grenzen ihrer normalen Function. Es muss also schon eine derartige Veränderung in der chemischen Beschaffenheit des Gewebes eingetreten gewesen sein, wie sie früher von mir als Schmerzursache angegeben wurde. Man kann desshalb behaupten, dass ein geringer Grad von Schmerz, durch Zufuhr von Wärme veranlasst, und eine Wärmeempfindung sich häufig nicht deutlich von einander unterscheiden lassen und wenn wir diese Art von Schmerz noch als Wärmeempfindung bezeichnen, so kann dies nur entsprechend dem allgemein psychologischen Gesetz geschehen, wonach verschiedene Empfindungen, die häufig mit einander verbunden gewesen sind, derart mit einander verschmelzen, dass in solchen Fällen, wo auch nur ein Theil davon unmittelbar durch äussere Reize wachgerufen wird, doch auch die anderen durch Reproduction sich hinzugesellen.

Im Hinblick auf diese Betrachtungen und Erfahrungen lässt sich die Ansicht Herzens, dass Kälte und Druck durch die tactilen, Wärme und Schmerz durch andre Nerven geleitet würde, nicht aufrecht erhalten. Sollte durch weitere Untersuchungen fest gestellt werden, dass in der That der Wärmesinn an die Fähigkeit Schmerz zu empfinden gebunden sei und für diese beiden Qualitäten der Empfindung dieselbe Nervenleitung bestände, so müsste ich meine Hypothese über den Temperatursinn fallen lassen. Vorerst aber glaube ich daran festhalten zu müssen, dass bei Störung in der Leitung der Hinterstränge die Kälte und Wärmeempfindung eine Herabsetzung oder Unterbrechung erfährt und als Ergebniss der bisherigen Untersuchung aussprechen zu können, dass die Temperaturempfindung aus der Erregung von zwei unter sich verschiedenen Nervenorganen sich ableitet und nicht die Leistung eines einheitlichen Sinnesapparats ist. Wenn man bis jetzt die Entstehung einer Wärmeempfindung von den Tastorganen sich abhängig dachte, so geschah dies aus dem Grunde, weil man keine andere hierzu passende Einrichtung in der Haut gefunden hatte. Irgend einen positiven Grund, der überzeugend hätte wirken müssen, hat man nicht angegeben und in dem Wesen der Wärmeempfindung liegt Nichts, was für die Nothwendigkeit eines einheitlichen Organs und gegen die Annahme eines Zusammenwirkens zweier coordinirter Apparate spräche.

Es wird diese Auffassung durch eine Beobachtung Goldscheiders gestützt (Pflüg. Arch. Bd. 39. S. 111). Stellt man nämlich durch locale Application passender Dosen von Cocain einen Zustand her, in welchen Druck und Schmerzgefühl nicht aufgehoben, sondern nur herabgesetzt ist, so hat schon in diesem Stadium der Cocainwirkung die Kälte und Wärmeempfindung vollständig aufgehört. Will man nicht zu der unbewiesenen Annahme besonderer Kälte- und Wärmenerven noch die weitere machen, dass diese Nerven gegen Cocain empfindlicher seien, als die Druck- und Schmerznerven, so bleibt nur übrig, die verminderte Erregbarkeit dieser letztern für die thermische Anästhesie verantwortlich zu machen.

Es ist ferner von Wichtigkeit, dass gerade die Hautstellen,

welche die grösste Feinheit für Druckempfindungen besitzen, auch am besten befähigt sind, Temperaturreize am feinsten zu unterscheiden. Die Unterschiedsempfindlichkeit nimmt gegen die Peripherie zu, wie der Ortssinn. Diese Beziehung des Tastsinns zur Temperaturempfindung ist selbst von Goldscheider, entgegen seinem Bestreben, besondere Kälte- und Wärmenerven nachzuweisen, anerkannt. Er sieht sich zu der Erklärung veranlasst, dass zwischen dem Vermögen, Temperaturreize zu unterscheiden, und dem tactilen Ortssinn ein gewisser Parallelismus besteht. Das Moment der functionellen Verknüpfung der Temperaturnerven mit dem Tastsinn ist nach ihm so mächtig, dass es Theile, welche einen weit geringeren Reichthum an Temperaturnerven besitzen als gewisse andere, obwohl die Unterschiedsempfindlichkeit eben auch von der Innervationsgrösse abhängt, doch zu einer höhern Unterschiedsempfindlichkeit befähigt (l. c. S. 69). Man kann kaum die Bedeutung der Tastnerven für die Entstehung der Temperaturgefühle, deutlicher aussprechen, als es durch diese Mittheilung Goldscheiders geschieht.

Zwei Einwendungen, die man gegen die ausgesprochene Hypothese erheben kann, bedürfen noch einer Besprechung. Es fehlt erstens der Nachweis, dass bei Unterbrechung der sympathischen Bahnen durch Anwendung strahlender Wärme, die ja ohne mechanischen Druck zu verursachen einwirkt, eine Druckempfindung entsteht. Die Theorie verlangt das Auftreten einer solchen Wirkung, aber Erfahrungen darüber bei analgetischen Kranken liegen nicht vor. Auch ist meines Wissens darauf nie geachtet worden und leider stand mir in letzter Zeit kein Fall zur Verfügung, an dem ich eine darauf bezügliche Untersuchung hätte vornehmen können. Ich muss desshalb den Einwurf als bestehend und wichtig anerkennen, muss aber zugleich erwähnen, dass die Möglichkeit, durch Wärme Druckempfindungen zu erzeugen, nicht ausgeschlossen ist, da Fick und Wunderli dies experimentell erwiesen haben. Sie haben bekanntlich auf ein kleines Loch in einem schlechten Wärmeleiter von 2—5 mm

Durchmesser, der auf die Haut gelegt wurde, bald mechanische Reize, bald strahlende Wärme einwirken lassen und gefunden, dass an manchen Hautstellen, nicht an allen, und nicht mit Regelmässigkeit, die Qualitäten des Reizes nicht erkannt wurden. Die Versuche schienen ihnen zu beweisen, dass man sich darüber täuschen kann, ob ein Wärmereiz oder ein mechanischer Reiz die Haut getroffen hatte und dass desshalb von einer spezifischen Verschiedenheit beider Sinnesthätigkeiten nicht mehr die Rede sein kann. Diese Schlussfolgerung wäre gewiss richtig, wenn die Beobachter auch nur ein einziges Mal die Entstehung einer Wärmeempfindung aus einem mechanischen Reiz gesehen hätten. Das trifft aber niemals ein und auffallender Weise gibt Fick selbst ausdrücklich an, dass der Beobachtete auf die Frage, welche Art von Reiz eingewirkt habe, sehr häufig in dem Sinne eine falsche Antwort gibt, dass er behauptet, berührt worden zu sein, während in Wirklichkeit eine Wärmestrahlung seine Haut traf.

Der zweite Einwurf besteht darin, dass wir bei dem Auftreten einer Temperaturempfindung von einer Erregung der Organe für Druck und Berührung Nichts wahrnehmen. Man könnte daraus folgern, dass diese Apparate durch die Wärme nicht beeinflusst würden. Dieser Schluss ist aber falsch, weil das Fehlen einer Druckempfindung nicht identisch ist mit dem Mangel jeder Veränderung in den betreffenden Organen, sondern physiologisch ausgedrückt nur bedeutet, dass der Schwellenwerth der Druckempfindung nicht überschritten wurde, dass der Druckreiz nicht gross genug war, eine bewusste Empfindung auszulösen. Die mathematischen Untersuchungen Fechners haben nun dargethan, dass man den Reizwerthen unter der Schwelle der Empfindung keineswegs den immer gleichen Werth Null beilegen darf. In der That geht desshalb bei solchen Reizwerthen etwas in uns vor und bei verschiedenen derartigen Reizen auch etwas verschiedenes, nur ist es nicht eine bewusste Empfindung.

Zu denselben Betrachtungen führen uns die Erscheinungen, die bei Reizung innerer Organe, Eingeweide, Muskeln und Knochen, auftreten. Erst bei einer gewissen, nach allgemeiner Annahme nicht unbeträchtlichen Reizstärke empfinden wir als einzige merkliche Erscheinung den Schmerz. Den Reizen, die unterhalb des Schwellenwerths des Schmerzes liegen, jede Bedeutung abzusprechen, sie als Null zu betrachten, dürfte kaum angehen, da doch alle unsre Vorstellungen über die Ernährung der einzelnen Gewebe und des ganzen Organismus auf der Voraussetzung beruhen, dass unmerkliche, von den Zellen ausgehende Einflüsse auf das Nervensystem und den Kreislauf wirksam sind und dadurch erst die Bedingungen einer normalen Ernährung und desjenigen Zustandes geschaffen sind, den wir als ein sehr undeutliches, aber doch vorhandenes subjectives Gefühl empfinden und als körperliches Behagen, Gesundheit bezeichnen. Es ist kein Grund vorhanden, für die Zellen und Gewebe der Haut andere Gesetze anzunehmen, als für die unter derselben liegenden Organe. Sie trägt jedenfalls zur Erhaltung dieses Gefühls bei und vielleicht ist sie von grösserer Bedeutung hierfür, als die andern Organen.

Wenn nun bei Anwendung solcher thermischen Reize, die unter dem Schwellenwerth liegen, von denen also jedes für sich nicht kräftig genug ist, eine merkliche Empfindung des Drucks oder merklichen Schmerz zu erzeugen, dennoch ein Temperaturgefühl zu Stande kommt, so liegt der Schluss nahe, dass dieses aus der Summation der zwei unter dem Schwellenwerthe liegenden Reize für die Tast- und Gewebsnerven entstanden ist, dass aus zwei unbewussten Empfindungen eine bewusste sich gebildet hat.

Einen experimentellen Beweis oder einwurfsfreie Beobachtungen für diese Hypothese kann ich allerdings nicht beibringen. Die psychischen Vorgänge, die dabei allein entscheidend sind, entziehen sich der Beurtheilung. Aber wir besitzen Beispiele analoger Verhältnisse, die wenigstens die Hypothese annehmbar machen. Es sind dies die von Lotze eingeführten Localzeichen, welche auf Innervationsgefühlen beruhend, die Bildung einer Raumvorstellung durch den Tastsinn und die Abschätzung der Dimensionen durch den Gesichtssinn ermöglichen. Die Localzeichen peripherischer Sinnesempfindungen, Tast- und Netzhautempfindungen verschmelzen (nach Wundt Phys. Psych. S. 627) mit intensiv abgestumpften Innervationsgefühlen zu untrennbaren Complexen.

Die bisherige Untersuchung, die sich mit der Aufsuchung der Bedingungen beschäftigte, die zum Auftreten einer Temperaturempfindung nöthig sind, ging von den Volumensänderungen aus, die durch Einwirkung von Wärme in der Haut verursacht werden, sie hat aber nicht in Berücksichtigung gezogen, wie sich bei einem bestimmten gegebenen Reiz die Volumensänderung gestaltet. Von vorneherein lässt sich nach dem allgemeinen Gesetz, dass jede Wirkung das Resultat zweier Ursachen ist, annehmen, dass sie nicht allein von der Grösse der einwirkenden Wärme, sondern auch von dem physikalischen Zustande der Haut abhängig sein wird. Die Bedeutung dieser physikalischen Beschaffenheit hat schon Weber betont und ist von Hering in den Vordergrund der Theorie des Wärmesinns gestellt worden, indem er angiebt, dass das Bestimmende für die Temperaturempfindung die Eigentemperatur des thermischen Apparats sei und dass, so oft dieser eine Temperatur hat, welche über seiner Nullpunktstemperatur liegt, wir Wärme empfinden, im entgegengesetzten Fall aber Kälte. In diesen Sätzen ist offenbar die Beobachtung richtig ausgedrückt, aber die Annahme eines thermischen Apparats ist willkürlich, da er nicht beschrieben wird und die Nullpunktstemperatur ist eine zur Bequemlichkeit dienende Construction und gibt zu Missverständnissen Veranlassung.

Sieht man von diesen Ausdrücken ab und hält sich nur an die Erscheinungen, welche die Erfahrung über die Eigentemperatur der Haut liefert, so werden wir dadurch belehrt, dass die einzelnen Theile der Haut verschieden temperirt sind, dass an einer und derselben Hautstelle die Temperatur nicht immer genau dieselbe ist. Im Allgemeinen schwankt die Hauttemperatur unter normalen Verhältnissen zwischen 22—35° C., ist also stets niedriger, als die Blutwärme, und was noch besondere Erwähnung verdient, niedriger als die Hautwärme vor der Geburt. Es ist nicht möglich, für die einzelnen Regionen der Haut ganz bestimmte Zahlen anzugeben, weil der jeweilige Stand der Temperatur nur ein Ausdruck ist für das labile Gleichgewicht, das durch die Grösse der Wärmezufuhr von Innen und die Wärmeentziehung mittelst der äussern Medien erhalten wird und durch Aenderungen dieser Grössen gestört werden kann.

Die thermometrische Messung der Hauttemperatur giebt uns wohl eine annähernd richtige Vorstellung von den physikalischen Eigenschaften der Haut. Nur muss man sich gegenwärtig halten, dass sie eigentlich ein Vergleich ist, dass sie nichts weiter aussagt, als dass in der Haut durch die Wärme eine ähnliche Volumensänderung bewirkt wird, wie sie das Quecksilber des Thermometers bei Einwirkung einer gleichen Wärmemenge erfahren würde. Wenn der Ausdehnungscoefficient der Haut ebenso bekannt wäre, wie der des Quecksilbers, liesse sich die Grösse der Volumensänderung berechnen; aber so lässt sich nur schliessen, dass bei einer niedern Temperatur die moleculare Beschaffenheit der Haut dichter ist, als bei einer höhern. Der normale Unterschied zwischen der Wärme des in den Gefässen der Cutis strömenden Bluts und der Epidermis bewirkt desshalb in den dazwischen liegenden Schichten eine fortdauernde moleculare Bewegung und eine fortdauernde Verdichtung der oberflächlichen Schichten. Selbst in dem Fall des labilen Gleichgewichts hört diese nicht auf und wie die Temperaturdifferenz überall in der Natur die Quelle einer grossen Kraftentwicklung ist, so kann sie auch auf der Haut nicht als gleichgültig betrachtet werden. Die Haut ist kein neutrales Feld, sie befindet sich vielmehr in einem fortwährenden Reizzustand.

Diese Betrachtungen sind nicht einfach theoretische Ableitungen, sondern durch Erfahrungen begründet.

1. Während des fötalen Lebens hat die Haut die Temperatur des mütterlichen Uterus und erst nach der Geburt zu

einer Zeit, wo der kindliche Organismus zum ersten Male genöthigt ist, von seinen Einrichtungen zur Erhaltung des Lebens Gebrauch zu machen, erfolgt der Temperaturabfall. In dieser Abkühlung der Haut, die durch Verdunsten des Fruchtwassers an die Luft gesteigert wird, hat man den Impuls zur ersten Athembewegung gesehen. Man kann ihr auch die erste Anregung zur selbständigen Wärmeproduction zuschreiben, weil diese Hautfunction, wenn nicht die einzige, doch die wesentlichste Vorrichtung zur Regulation der Körperwärme während des ganzen Lebens bleibt und weil nachgewiesen ist, dass nicht chemische oder physikalische Vorgänge andrer Art, sondern lediglich der Temperaturgrad der Haut die Ursache dieser Regulirung ist.

2. Gelegentlich der Versuche über die Wärmeregulation hat sich eine eigenthümliche Erscheinung ergeben. Eine mässige Einwirkung von Kälte, also eine zunehmende Verdichtung der Hautelemente bewirkt eine Steigerung der Körpertemperatur, eine Vermehrung der Abgabe von Kohlensäure und der Aufnahme von Sauerstoff. Eine geringe Wärmezufuhr hat den entgegengesetzten Erfolg, Herabsetzung der Oxydationen, Veränderung der Wärmeproduction. Wurde jedoch die Wärmezufuhr so gesteigert, dass die Körpertemperatur um 2—3° zunahm, so nahm die Wärmeproduction wieder zu und zwar war dies nicht durch die Zufuhr von Wärme oder Wärmestauung allein bedingt, sondern wurde theilweise durch vermehrte Oxydation erzeugt, was sich in der Steigerung der Ausscheidung von Kohlensäure, in dem grössern Verbrauch von Sauerstoff und in der grössern Menge von ausgeschiedenem Harnstoff aussprach (Pflüger, Naunyn, Schleich). Selbst im Fieber ist dieser erhöhende Einfluss einer verhältnissmässig hoch temperirten Umgebung auf die Wärmeproduction beobachtet worden und scheint hier sogar noch mächtiger zu sein, als die Einwirkung von kalter Luft.

3. In analoger Weise, wie die sympathischen Nerven, von deren Thätigkeit die eben erwähnten Erscheinungen der Wärme-

regulation abhängig gedacht werden können, scheinen sich auch die tactilen Nerven und Endapparate zu verhalten; wenigstens wird dies durch die Beobachtungen Bloch's (Journ. de physiol. 1890) wahrscheinlich. Derselbe fand, dass das Gewicht, welches, auf eine Hautfläche gelegt, eine eben merkliche Empfindung hervorbrachte, beträchtlich vergrössert werden musste, wenn es, in entgegengesetzter Richtung wirkend, eine eben merkliche Empfindung des Zugs erzeugen sollte. Auf der ersten Phalanx war der Schwellenwerth bei Druck 2—5 mgrm und bei Zug 2 grm, auf der Schläfe 1 mgr resp. 50 mgrm. Da man Grund zur Annahme hat, dass Zug und Druck denselben Nervenapparat in Thätigkeit setzt und nur ein Unterschied in der Richtung der bewegenden Kraft dabei besteht, so kann kein Zweifel sein, dass die Grösse der Erregung, die eine eben merkliche Empfindung auslöst, in beiden Fällen gleich ist. Dann aber muss man, um den Unterschied der Belastung bei Druck und Zug zu verstehen, einen schon vor dem Versuch vorhandenen Erregungszustand der Haut voraussetzen, der durch den positiven Zuwachs des Druckgewichts rasch den Schwellenwerth erreicht, aber durch eine in entgegengesetzter Richtung wirkende Kraft zuerst beseitigt werden muss, um in negativer Richtung von Neuem wieder den Schwellenwerth zu erreichen. Dass diese fortwährend vorhandene Erregung der tactilen Endapparate von der niedrigen Temperatur der Haut, d. h. von ihrer jeweiligen Verdichtung abhängt, geht noch klar aus den Beobachtungen hervor, dass die Druckempfindlichkeit nach der Peripherie hin, wo die Haut am kältesten ist, wächst, dass ein gegebenes Gewicht, wenn es kalt ist, schwerer erscheint als ein gleich grosses warmes und dass die zwei Spitzen des Zirkels, deren Temperatur ungleich ist, noch in einer Entfernung als doppelt wahrgenommen werden, wo bei gleicher Temperatur derselben nur ein Eindruck entsteht.

Theorie und Erfahrung bezeugen demnach, dass auf der Haut unter normalen Verhältnissen ein fortwährender Reizzustand vorhanden ist, der sich auf die dem gereizten Gewebe zugehörigen

Nerven überträgt. Dass diese Erregungsvorgänge in den Nerven nicht immer gefühlt werden, ist kein Grund, das Bestehen der Erregung in Zweifel zu ziehen. Denn nach allgemein geltendem physiologischen Gesetz kommen die Erregungen erst dann zum Bewusstsein, wenn Schwankungen in der Intensität des Reizes von einer gewissen Grösse wirksam werden. Auf der Haut werden diese Schwankungen am leichtesten durch solche Reize bewirkt werden, die unmittelbar die moleculare Beschaffenheit der Gewebszellen und zugleich der tactilen Endapparate verändern. Die Wärme thut dies selbstverständlich in der einfachsten Weise. Es ist nicht ausgeschlossen, dass andere Reize, z. B. der elektrische Strom dasselbe leisten könne, wenn sie ebenfalls beide Arten von Geweben und Nerven reizen und erregen. Wir sind aber nicht im Stande, die Bedingungen anzugeben, die zum Zustandekommen dieser Wirkung des elektrischen oder mechanischen Reizes nöthig sind. Wir werden uns desshalb nur mit der Wirkung der Wärme, des adäquaten Reizes beschäftigen. Diese ist nach dem, was über den molecularen Zustand der normalen Cutis mitgetheilt wurde, leicht zu übersehen. Die von Aussen zugeführte Wärme kann nur zwei Wirkungen haben. Entweder wird dadurch der bestehende Zustand der Verdichtung, der der Eigentemperatur entspricht, erhöht oder er wird herabgesetzt. Im ersten Fall, der nur durch die Einwirkung einer Temperatur eintreten kann, die niedriger ist als die gerade vorhandene Hauttemperatur, bezeichnen wir die daraus hervorgehende Empfindung als Kältegefühl und im zweiten Fall, wo durch die Einwirkung eines höhern Wärmegrads eine Ausdehnung und damit eine Abnahme der vorhandenen Verdichtung entsteht, als Wärmegefühl.

Es ist diese Auffassung des Wärmesinns ganz in Uebereinstimmung mit der Ansicht Webers, der in dem Akt des Steigens oder Fallens der Hauttemperatur die Ursache beider Qualitäten der Empfindung sucht. Sie ergänzt die Theorie Webers, indem sie seinem Nullpunkt gewisse Eigenschaften zuschreibt, wodurch dieser allerdings seine Berechtigung verliert, aber eine genau bestimmte Grösse erhält, die es allein ermöglicht, die nähern Vorgänge beim Entstehen des Kälte- und Wärmegefühls zu erklären. Was die Weber'sche Theorie nicht zu erklären vermag, dass nämlich die Kälte ein stärkerer Reiz für die psychischen Centren, dass die Empfindlichkeit für Kälte im Allgemeinen grösser ist als für Wärme, ergiebt sich nach meiner Auffassung mit Nothwendigkeit. Wie auch die Eigentemperatur der Haut beschaffen sein mag, jede Herabsetzung derselben macht, insofern sie die bestehende Verdichtung steigert, einen Zuwachs zu dem vorhandenen Reiz, und jede Erhöhung desselben setzt, insofern sie die Verdichtung vermindert, die Erregung herab.

In gleicher Weise wird die Erscheinung erklärt, die man als Wettstreit der Empfindungen bezeichnet hat. Berührt ein Theil der Haut von gewöhnlicher Körpertemperatur eine ungewöhnlich abgekühlte Hautpartie, so herrscht das ungewöhnliche Kältegefühl vor. Die kühlere Haut erscheint als Object und es bedarf einer besondern Aufmerksamkeit, um die Auffassung der normal temperirten Partie als relativ warmes Object hervortreten zu lassen. Es kommen übrigens sehr wechselnde Erscheinungen vor, die theilweise von der verschiedenen Dicke der schlecht leitenden Epidermis, von dem mehr oder weniger raschen Eindringen der Wärme auf die empfindenden Organe, theilweise von den in den Wettstreit eintretenden Druckempfindungen abhängig sind, im Allgemeinen aber das Vorherrschen der Kälteempfindung nicht ändern.

Die Eigenthümlichkeit der Kältewirkung hat selbst Goldscheider hervorgehoben. Nach ihm ist das Kältegefühl ein momentan erfolgendes aufblitzendes, während das Wärmegefühl nicht momentan erfolgt, sondern anschwellend erscheint. Und wenn er sagt, dass die Anzahl der Wärmenerven im Allgemeinen erheblich geringer ist als die der Kältenerven, dass der Wärmesinn überall extensiv und intensiv geringer angelegt ist als der Kältesinn, so kann ich hierin nur eine Bestätigung der Annahme finden, dass die Steigerung der normalen Erregung der Hautnerven deutlicher und rascher ins Bewusstsein tritt als die Herabsetzung derselben.

Die Hypothese erklärt endlich die Erscheinung, dass innerhalb gewisser Grenzen die Wärme und Kälte erzeugenden Reize nur während einer gewissen Zeit empfunden werden und dann ein Zustand eintritt, wo der nämliche Reiz weder als warm noch als kalt erscheint. Hering nennt dies die Adaptation des thermischen Apparats, was, wie man leicht sieht, keine Erklärung, sondern nur eine Umschreibung der Thatsache ist. Goldscheider findet für die Erklärung dieser Erscheinung es für nöthig, dem Temperaturreiz die Fähigkeit zuzuschreiben, in den gleichsinnigen Kälte- und Wärmenerven einen Erregungszustand zu produciren, welcher zugleich mit seiner eigenen Nachdauer die Reizempfänglichkeit derselben herabsetzt. Die Verminderung der Erregbarkeit mag wohl bei starken thermischen Reizen, die Goldscheider anwandte, eintreten, wenn sie das Protoplasma verändern. Aber es ist nicht zulässig, diese Erfahrung so ohne Weiteres auf die Wärmegrade zwischen 20 und 39° C. und auf die Fälle, wo es sich nur um Unterschiede der Temperatur von Bruchtheilen eines Grads handelt, zu übertragen. Die Schwierigkeit schwindet jedoch, wenn man sich erinnert, dass jeder thermische Reiz einmal eine Aenderung in dem Dichtigkeitszustand der Gewebe und dann eine Bewegung in den mit elastischen Membranen versehenen Zellen erzeugt und dass diese doppelte Wirkung zur Entstehung einer Empfindung nöthig ist. Die eine dieser Bedingungen, die Reizung der Gewebe und die dadurch erzeugte Erregung in den sympathischen Nerven dauert während der ganzen Zeit der Einwirkung des äussern Reizes fort und die Folgen dieser Volumensänderung zeigen sich anhaltend als vasomotorische, secretorische und nutritive Erscheinungen. Die andere Bedingung, die elastische Bewegung in den Tastzellen hängt von der Häufigkeit des Einwirkens der bewegenden Kraft und von dem Widerstand ab, den die Bewegung in der Zelle erfährt. Wenn nicht von Zeit zu Zeit neue elastische Stösse erfolgen, so stellt sich allmählich eine neue Gleichgewichtslage her, die sich sowohl bei hoher als auch bei niederer Eigentemperatur der Haut entwickeln kann. Es kommt dabe nicht der moleculare Zustand in Betracht, sondern nur die elastische Bewegung und wenn diese fehlt, so hört die Temperaturempfindung auf, trotzdem die deutlichsten Erscheinungen der Wärmewirkung in dem Aussehen und der Blutcirculation der Haut vorhanden sind.

Das Ergebniss der mitgetheilten Untersuchungen lässt sich demnach in folgenden Sätzen zusammenfassen:

1. Was man bis jetzt als Sympathicus bezeichnet hat, besteht aus zwei in ihrer anatomischen Anordnung vollständig verschiedenen Faserzügen, die sich besonders in ihrem Verhalten zu den Ganglien des Grenzstrangs und ihrer centralen Verbreitungsweise von einander unterscheiden.

Der als Splanchnicus bekannte Faserzug stammt aus dem Rückenmark, geht in den Rami communicantes zu dem Grenzstrang, dessen Bahn er eine Strecke weit folgt, um, ohne mit den Ganglien desselben in Verbindung getreten zu sein, in den sogenannten Splanchnicuswurzeln den Grenzstrang zu verlassen und zur Bauchhöhle zu ziehen. Aus welchen Theilen des Marks er stammt, ob er mit den vordern Wurzeln allein in Verbindung steht oder mit diesen und den hintern, ist unbekannt.

Den andern Faserzug, den man den eigentlichen Sympathicus nennen kann, beschreibt man, wie mir scheint, am richtigsten, wenn man das Ganglion des Grenzstrangs als seine Ursprungsstelle betrachtet. Abgesehen von den Verbindungsfäden zu den höher und tiefer gelegenen Ganglien strahlen von ihm Fasern nach 3 Richtungen aus. Zu ihm ziehen Fasern aus der vordern Wurzel und aus ihm entwickeln sich Fasern, die durch die hintere Wurzel, nachdem sie pinselförmig, horizontal, nach Oben und nach Unten ausgestrahlt sind, zu dem Hinterhorn gelangen, von wo aus sie theils zu dem Vorderhorn theils zu den gekreuzten Vorderseitensträngen sich begeben. In Betreff dieser letztern ist es unentschieden, ob sie ohne Unterbrechung zur Oblongata aufsteigen oder ob sie dieses Ziel erst erreichen, nachdem sie die einzelnen Segmente des Marks unter sich verbunden haben. Von den Fasern, die zum Vorderhorn gehen, lässt sich mit grosser Wahrscheinlichkeit annehmen, dass sie mit den Zellen des Vorderhorns und Seitenhorns sich verbinden, von denen die Nerven ausgehen, die durch die vordere Wurzel zum Grenzstrang ziehen.

Von den Grenzganglien gehen endlich Fasern zur Peripherie, die zunächst in einer Ganglienzelle enden, welche Fäden für die Gefässe und für das Gewebe abgibt.

2. Der anatomische Bau des Sympathicus zeichnet sich vor allen andern Nerven dadurch aus, dass durch die Verbindung der Grenzganglien mit den vordern und hintern Wurzeln sowohl eine centrifugale als auch centripetale Leitung möglich und dass durch die Gabelung an dem peripheren Ende eine zweite Einrichtung für centrifugale und centripetale Leitung geschaffen ist, von denen die centrifugale der Innervation der Gefässe, die centripetale den von den Geweben ausgehenden Erregungen dient. Die einfache Faser zwischen Grenzganglion und peripherer Ganglienzelle vermittelt beide Arten von Erregungen.

In transfugaler Richtung bewegt sich in ihr ein continuirlicher Strom, der aus dem Vorderhorn und den vordern Wurzeln stammt und mit den Gefässnerven zu den Gefässen zieht, wo er den Tonus derselben verursacht.

Stellt sich demselben in der peripheren Ganglienzelle ein in entgegengesetzter Richtung verlaufender, durch Reizung der Gewebe entstandener Strom entgegen, so wird dadurch eine Hemmung in dem Ablauf des ersten und in Folge hiervon ein Nachlass des Tonus, eine Hyperämie in dem gereizten Gewebe erzeugt.

Zugleich mit der Hemmung, welche der centrifugale Strom in der Peripherie erfährt, entsteht eine Erregung des Faserzugs, der von den Grenzganglien durch die hinteren Wurzel und das

Hinterhorn zu den vasomotorischen Zellen des Vorderhorns und zu den Vorderseitensträngen geht. Die Erregung dieses Faserzugs giebt sich in zwei Erscheinungsformen kund. Die Art der Ausbreitung der lateralen Wurzelfasern im Rückenmark, und die Verbindung, welche die einzelnen Segmente des Marks unter einander besitzen, ist erstens die Ursache davon, dass nicht nur die der gereizten Faser zunächst liegenden oberen und unteren Zellen, sondern alle vasomotorischen Centren in Erregung versetzt werden und dass hierdurch trotz der peripheren Hyperämie der allgemeine mittlere Blutdruck nicht sinkt, sondern auf constanter Höhe erhalten bleibt. Die Ursache dieser Constanz des Blutdrucks, die chemische oder physikalische Aenderung der Gewebe ist auch, ganz allgemein genommen, da während des Lebens die Stoffwechselvorgänge nie stillstehen, da eine stete Abwechslung zwischen Ruhe und Thätigkeit der einzelnen Organe vorhanden ist, die Veranlassung dazu, dass fortwährend die vasomotorischen Zellen des Rückenmarks von der einen oder andern Seite her in Erregung versetzt werden und dadurch der continuirliche von dem Vorderhorn ausgehende Strom und der Tonus der Gefässe zu Stande kommt.

Die zweite Erscheinungsform charakterisirt sich durch das Auftreten eines Gefühls. Wie und wo dies entsteht, lässt sich bis jetzt nicht sagen. Der Verlauf der sympathischen Fasern im Vorderseitenstrang, ihre Beziehung zur Oblongata, zum Splanchnicus und zum Gehirn sind nicht bekannt. Sicher ist nur, dass wir während des ruhigen Ablaufs der Lebensvorgänge ein unbestimmbares Lebensgefühl haben, dass bei der Thätigkeit der einzelnen Organe dieses Gefühl deutlicher wird und als Organempfindung ins Bewusstsein gelangt und dass bei den stärksten Reizen, die das Gewebe treffen, Schmerz auftritt. Sicher ist ferner, dass bei Reizung oder Unterbrechung der sympathischen Bahn im Hinterhorn vasomotorische Störungen verschiedener Art sich zeigen und im Falle der Reizung Hyperästhesie und im Falle der Unterbrechung Analgesie beobachtet wird.

Die specifische Wirkung der centripetalen Bahn der Grenzganglien auf Gefässinnervation und Gefühl zeigt sich nicht nur, wenn in Folge von Reizung der Gewebsnerven der centrifugale Strom eine Hemmung erfährt, sondern auch dann, wenn die vasodilatatorischen Nerven in Thätigkeit sind und eine Hemmung dieses Stroms bewirken. Die neurotonische, active Congestion ist mit heftigem Schmerz verbunden.

3. Für den Temperatursinn besitzen wir kein einheitliches Organ, wie für die andern Sinnesempfindungen. Die Temperaturempfindung setzt sich vielmehr aus zwei gleichzeitigen Erregungen zusammen, von denen die eine durch die Gewebsnerven und den Sympathicus und die andere durch die eigentlichen Tastnerven zum Centrum gelangt.